Shambhavi Shukla
Kunwarjeet Singh
Narendra Kumar

Meios indicadores de pressão - Uma necessidade para o sucesso da prótese dentária

Shambhavi Shukla
Kunwarjeet Singh
Narendra Kumar

Meios indicadores de pressão - Uma necessidade para o sucesso da prótese dentária

DEDICAÇÃO

1

Gostaria de dedicar o livro aos meus queridos pais - Dr(Prof) Anand Shukla, Dr. Madhu Shukla e ao
meu respeitável orientador - Dr(Prof) Kunwarjeet Singh.

RECONHECIMENTO

Antes de mais, gostaria de agradecer a **Deus, o Todo-Poderoso**, por ter tornado tudo possível, dando-me força e coragem para fazer investigação e compilar o meu trabalho. A maior parte da minha gratidão sincera é devida ao meu mentor e ao meu respeitável guia, **Dr. Kunwarjeet Singh**, (Professor), Departamento de Dentisteria Protética e Coroa e Ponte, IDST, Modinagar, Uttar Pradesh, que é também o coautor deste livro, por estar sempre a encorajar e a apoiar.

Expresso a minha profunda gratidão e reverência ao **Dr. Narendra Kumar**, (Professor e Diretor), Departamento de Dentisteria Protética e Coroas e Pontes, IDST, Modinagar, Uttar Pradesh, também coautor deste livro, pelo seu apoio contínuo, encorajamento e por instilar o seu zelo em pensar para além da caixa, durante todo este processo. Obrigado, Senhor. Ficarei sempre em dívida para consigo. A sua fome insaciável de trabalho de qualidade manteve-me sempre alerta e inspirou-me a produzir algo à altura das expectativas que tinha para mim.

Gostaria também de agradecer à minha melhor amiga, irmã e superior **Dra. Geeta Arya** por ser sempre uma fonte de inspiração. És o meu cavaleiro e a minha armadura brilhante. Obrigada por ouvires sempre o meu coração nas horas mais estranhas. Gostaria também de agradecer à editora e ao seu editor por me terem dado esta oportunidade

Agora, as duas pessoas mais importantes da minha vida, os meus pais, graças aos quais sou capaz de escrever um livro - **Dr (Prof) Anand Shukla** e **Dr. Madhu Shukla**. Deram-me a capacidade de pensar, sonhar e realizar em qualquer situação da vida. Foi o seu apoio e amor inesgotáveis que fizeram de mim o que sou hoje. Obrigado pai e mãe!!!

Com os meus cumprimentos,

Shambhavi

TABELA DE CONCURSOS

CAPÍTULO 1

INTRODUÇÃO

O homem é um animal social e o ambiente que constrói à sua volta é considerado como a sua sociedade. Desde a antiguidade, a nossa cultura tem assistido a muitos desenvolvimentos e progressos, sendo um exemplo disso a tendência evolutiva da sua aceitação social em termos de estética e o medo de ser excluído. Para fazer face a este cenário, adoptou muitos termos e técnicas. Em termos de medicina dentária, os dentes são um dos critérios mais importantes. Atualmente, o homem apercebe-se da importância dos dentes e lamenta a perda de um único. Além disso, quer uma restauração precoce de qualquer tipo de edentulismo - seja ele único ou completo. Caso contrário, isto não só resulta numa qualidade de vida comprometida para o paciente, como também aumenta a sua baixa autoestima. Como protésico, não se trata apenas da substituição do tecido oral perdido, mas também da satisfação do doente, que é um fator determinante para o sucesso ou fracasso de qualquer terapia dentária. A consulta pós-operatória deve ser mais importante, pois é nessa fase que os tratamentos falham. Boucher aconselhou consultas de revisão imediatamente 24 horas após a inserção e fases de controlo periódico. Sharry aconselhou quatro consultas de revisão após 10 dias, 3 semanas, 6 semanas e 3 meses, consequentemente, após a inserção da prótese. Um protésico necessita de um conhecimento profundo da anatomia, fisiologia, patologia e psicologia do doente para tratar estes problemas[1].

Durante a construção de próteses totais e parciais, podem ser utilizadas várias pastas, sprays e ceras para revelar as áreas de pressão ou de contacto irregular com a superfície do tecido. Estes materiais são conhecidos como ***meios indicadores de pressão ou meios de revelação.*** O Glossário de termos protéticos define pasta indicadora de pressão como qualquer substância aplicada a uma prótese dentária que, quando assente numa estrutura, demonstra a adaptação da prótese à estrutura a que se opõe. Assim, essa área de pressão, que é uma região da mucosa que está a ser sujeita a uma pressão excessiva de uma prótese dentária, é aliviada[2] . O trauma nos tecidos de suporte da prótese ocorre quando são aplicadas instantaneamente pressões locais excessivas num local do tecido ou quando são aplicadas repetidamente pressões que estão normalmente dentro do limite fisiológico dos tecidos. Rodegerts encontrou uma baixa correlação entre os pontos de pressão nos padrões de pasta e a irritação dos tecidos[4] .

Woelfel e Paffenbarge mostraram consistência nos padrões de pasta obtidos no momento da entrega de duas próteses experimentais e nos padrões obtidos quando estas foram reinseridas 2 anos mais tarde[5] . Os mesmos autores também se ressentiram de uma semelhança entre os padrões de pasta produzidos manualmente e os produzidos funcionalmente. Lytle[6] fez uma experiência que demonstrou um padrão de pasta numa prótese maxilar em que os pontos de pressão correspondiam a tecidos subjacentes traumatizados e deformados[7] . Os tecidos estavam muito deslocados quando havia contactos oclusais interceptivos prematuros[6,8,9] . No entanto, Lutes e colaboradores estudaram um grupo de dentistas que utilizaram pasta indicadora para mostrar pontos de pressão que necessitavam de ajuste. A base mandibular teve de ser alterada mais frequentemente do que a base maxilar, numa proporção aproximada de 2: 1 [10.]

Alguns clínicos reservam estes materiais até que o doente, numa consulta de revisão, se queixe de desconforto nalguma parte da mucosa portadora da prótese e o material capte a área de pressão ou de carga excessiva com precisão, embora a área de limpeza possa dever-se a outros factores que não a rugosidade periférica ou a sobreextensão. No entanto, é imperativo que o dentista utilize estes meios para revelar as áreas de contactos irregulares na superfície da prótese, no momento da sua inserção.

A satisfação do doente só começa quando o protésico está satisfeito, pelo que não se deve deixar nenhuma pedra por virar. Embora a opinião do doente seja útil para identificar a localização geral dos pontos sensíveis, os doentes muitas vezes não conseguem identificar com exatidão a localização das irritações[11, 12] . Por isso, alguns autores defendem que uma base de prótese nunca deve ser modificada sem primeiro utilizar meios de comunicação para identificar áreas específicas que requerem ajustes. [12, 13]

Os meios indicadores de pressão foram inicialmente formulados especificamente para preencher a grande necessidade de um material melhorado que mostrasse a localização exacta, o tamanho, a forma e a espessura das áreas de pressão nas dentaduras que causam dor, desconforto e/ou deslocamento. Para além disso, têm várias vantagens que os colocam num pedestal próprio no mundo dos materiais dentários[14] . São muito precisos, dando detalhes finos e não têm qualquer volume, pelo que não deslocam as próteses quando carregadas para avaliação[15] . São materiais de presa rápida, que não requerem aquecimento, nem tempo de espera para amolecer na boca e, por conseguinte, estão prontos a utilizar. Além disso, a consistência é incorporada, pelo que se mantém constante independentemente da temperatura do ambiente, tanto oral como da clínica dentária. O seu aspeto económico faz com que seja um material a utilizar a longo prazo, uma vez que é necessário utilizar uma quantidade muito reduzida de cada vez.

CAPÍTULO 2

CLASSIFICAÇÃO

Os meios indicadores de pressão são os materiais utilizados para adaptar/ajustar uma prótese (prótese parcial fixa, prótese parcial removível, prótese implanto-suportada ou estrutura de prótese completa), identificando as áreas de pontos altos, interferência e/ou sobreextensão quando assentada intra-oralmente ou extra-oralmente no molde.

Os meios indicadores de pressão podem ser classificados, em termos gerais, em dois grupos[16] :

1. **Com base no tipo de prótese-**

    a) RPD - Estrutura metálica, prótese parcial fundida (porção acrílica)

    b) FPD- Coroas unitárias, pontes, restaurações bucais completas, todas em metal, porcelana fundida em metal, todas em cerâmica, metais nobres (ouro)

    c) Implantes - coroas de implantes unitários, pontes suportadas por implantes, próteses removíveis e fixas suportadas por implantes

    d) Próteses completas

2. **Com base na consistência-**

    a) Sólido, b) Líquido, c) Gás, d) Spray, e) Pasta, f) Pó

CAPÍTULO 3

COMPOSIÇÃO

Ao longo dos anos, foram feitas várias combinações de óxido metálico em pó com um veículo como o petrolato, a glicerina, os óleos naturais, as gorduras alimentares, as ceras sintéticas ou os cremes cosméticos hidratantes. Muitas destas receitas são inventadas com o objetivo de reduzir os custos.

Estes materiais estão disponíveis em duas formas, com base na disponibilidade comercial **proprietárias** (patenteadas) e **não proprietárias** (formas não patenteadas). Ambas podem ainda ser classificadas como sprays, pastas, cremes, pós, líquidos e pomadas.

Quadro 1: Diversas formas disponíveis no mercado

Proprietary Pastes[17]		Proprietary Spray[17]		Proprietary Elastomers[17]		Non-proprietary pastes[17]
Trade Name	Brand	Trade Name	Brand	Trade Name	Brand	
Dolphin Indication paste	Courtin	Occlude	Pascal	Light body Silicone based-Fit Checker	GC Corpors	Zinc ointment B.P. (or U.S.P.)
Pressure indicating paste	Mizzy	Hydent	Pascal			Zinc oxide impression paste
Pressure relief cream yellow and white)	Kerr	Indicating Spray	Ney			Zinc oxide impression paste : 4 parts White petrolatum : 1 parts
Cavex indication paste	Keur & Sneltjes	Dentospot	Septodent			Zinc oxide Cooking fat (equal parts by weight)
Disclosing wax	Kerr	Detex	Aerodent			Ferric oxide in chloroform
Cadco High spot Pressure Indicating Cream[16]	Cadco	Max IT	Aerodent			Titanium dioxide in methyl alcohol
		Liqua- mark	Wilkinson			

Os meios indicadores de pressão pré-fabricados são dispendiosos, pelo que se desenvolveu uma tendência para inventar meios indicadores caseiros tendo em conta os constituintes básicos. Entre as variedades caseiras, **Crisco** (banha de porco ou gordura de cozinha) **e óxido de zinco em pó** são as mais populares nos Estados Unidos. Podem também ser utilizadas outras gorduras alimentares, mas a consistência nunca é tão boa. A proporção de partes iguais de pó e gordura por volume é comum, embora possam ser utilizadas partes iguais por peso. A mistura mecânica é preferível, como num misturador de alimentos, mas alguns clínicos comentam que a mistura mecânica cria uma consistência demasiado fina e escorregadia, de modo que é difícil fazer um bom padrão com o pincel antes de assentar a dentadura.

Por outro lado, uma mistura mecânica inicial é mais fácil e, se a mistura estiver demasiado líquida, é adicionado pó de óxido de zinco adicional e trabalhado por espatulação manual. Johnson e Stratton (1980) apresentaram uma fórmula de pomada de zinco, petrolato, óleo mineral, cera e agente aromatizante - base para várias preparações patenteadas.[6] O ingrediente mais comum em todas as pastas indicadoras de pressão, para além do veículo ou excipiente, é o óxido de zinco em pó, cujas propriedades variam, em certa medida, consoante o grau de óxido e o método de fabrico.

Existe também um processo químico para a produção de óxido de zinco, no qual o carbonato ou hidróxido de zinco básico é precipitado a partir de uma solução de um sal de zinco, sendo o precipitado depois aquecido para desidratar e decompor-se em óxido. Este é o óxido de zinco que é normalmente utilizado nas pastas de impressão.

Com base no tipo de processo de fabrico da placa indicadora de pressão, o processo de fabrico é classificado como

- **Processo direto** - O minério de zinco, ou outros resíduos não metálicos de zinco, são misturados com carbono, por exemplo coque, e aquecidos.

- **Processo indireto** - Consiste essencialmente na ebulição do zinco, ou dos resíduos de zinco metálico, num

retorta. O vapor de zinco formado inflama-se no ar e o óxido é arrefecido e recolhido.

CAPÍTULO 4

CERA **DESCARTÁVEL**

As ceras são materiais termoplásticos que são sólidos à temperatura ambiente, mas que se fundem sem decomposição para formar líquidos móveis.[18] No entanto, uma cera dentária é definida como um éster de baixo peso molecular de ácidos gordos derivados de componentes naturais e sintéticos, tais como derivados do petróleo, que amolecem até um estado plástico a uma temperatura relativamente baixa.[19]

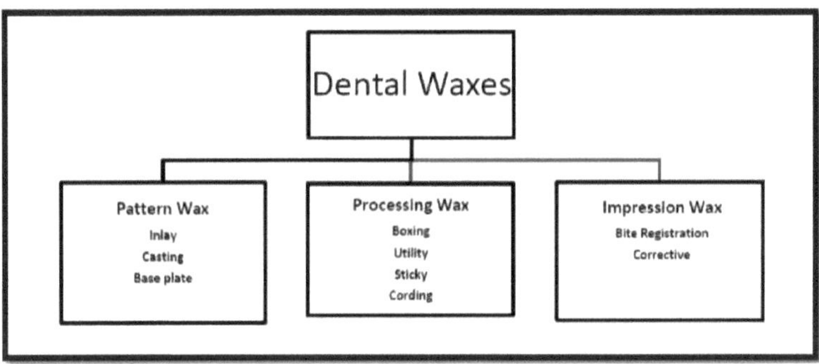

Figura 1: Classificação das ceras dentárias (Philips Dental Materials, Anusavice)

Estas ceras reveladoras são utilizadas para identificar quaisquer pontos elevados nas superfícies de entalhe das próteses, como próteses completas, estruturas de próteses parciais amovíveis, próteses de implantes fixos, etc., para avaliar qualquer tipo de desajuste. Uma cera cremosa utilizada para reparar defeitos do padrão de cera. Também utilizada para determinar o ajuste de próteses totais e parciais em relação ao tecido de suporte.[15]

Composição

Ingredient Name	Concentration
Paraffin waxes and Hydrocarbon waxes	60-100%

Quadro 2: Composição da cera de revelação

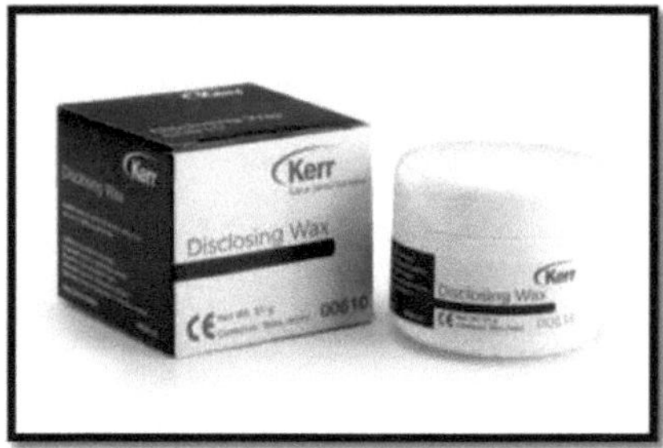

Figura 2: Cera de revelação (Kerr)[R]

Método de aplicação

É aplicado uniformemente na superfície do entalhe da prótese e colocado intra-oralmente. Pede-se ao paciente que efectue todos os movimentos cêntricos e excêntricos. Nos locais de ponto alto, a cera reveladora será deslocada ou, em casos extremos, removida. Estes pontos são então aliviados com uma broca e adaptados a partir de então.

Problemas enfrentados

Uma grande dificuldade que se encontra com estes meios indicadores de pressão é que tendem a aderir à prótese, desperdiçando assim o tempo do dentista na sua limpeza. Para estes materiais, o PIP Remover está disponível comercialmente para remover ceras reveladoras pegajosas e outros materiais de impressão da pele, dentaduras, instrumentos e outras superfícies. É ligeiramente perfumado para ajudar a eliminar o sabor residual e pode ser aplicado através de um pano ou cisne limpo.

CAPÍTULO 5
HALOTANO E ROUGE

O clorofórmio, ou **triclorometano**, é um composto orgânico que é um líquido denso, incolor e de cheiro doce, produzido em grande escala como precursor do **politetrafluoroetileno** (PTFE). É também um precursor de vários refrigerantes[20] e é um dos quatro clorometanos e um trihalometano. No domínio da medicina, é considerado um poderoso anestésico, euforizante, ansiolítico e sedativo quando inalado ou ingerido.[21,22]

Em medicina dentária, o clorofórmio, que também é um solvente potente, dissolve o rouge. **Rouge** é a palavra francesa para "vermelho" e pode referir-se a uma substância química utilizada em cosméticos para lhes dar uma cor vermelha. O rouge moderno consiste geralmente num pó de cor vermelha à base de talco que é aplicado com um pincel na bochecha. O corante é geralmente a substância do açaflor (as pétalas do cártamo), ou uma solução de carmim em hidróxido de amónio e água de rosas perfumada com óleo de rosas. Uma variante do rouge à base de creme é o schnouda, uma mistura incolor de Alloxan com creme frio, que também tinge a pele de vermelho. Este rouge passou a ser adotado no nosso quotidiano num dos procedimentos mais importantes da medicina dentária, ou seja, nas consultas de inserção e pós-inserção de próteses dentárias. 3[2]

É feita uma mistura de clorofórmio e rouge, que é depois pintada na superfície do entalhe das restaurações fundidas e no poço de acrílico. O clorofórmio evapora-se rapidamente e deixa uma fina película de rouge que ajuda a detetar áreas de interferência, como durante a colocação de uma restauração. Antes da prova clínica, deve ter-se o cuidado de assegurar que o clorofórmio se evaporou completamente e não se acumulou na superfície da restauração, uma vez que o clorofórmio é conhecido por ser um potente irritante da pele e das mucosas. O clorofórmio é também hepatotóxico e nefrotóxico e pode ser fatal se for ingerido, inalado ou absorvido através da pele. [23,24]

O halotano foi sintetizado pela primeira vez por C. W. Suckling da Imperial Chemical Industries em 1951 em Widnes e foi utilizado clinicamente pela primeira vez por M. Johnstone em Manchester em 1956. Tornou-se popular no sector médico como anestésico geral não inflamável, substituindo outros anestésicos voláteis como o tricloroetileno, o éter dietílico e o ciclopropano. Em muitas partes do mundo, foi largamente substituído por agentes mais recentes desde a década de 1980, mas continua a ser amplamente utilizado nos países em desenvolvimento e na cirurgia veterinária devido ao seu custo mais baixo.

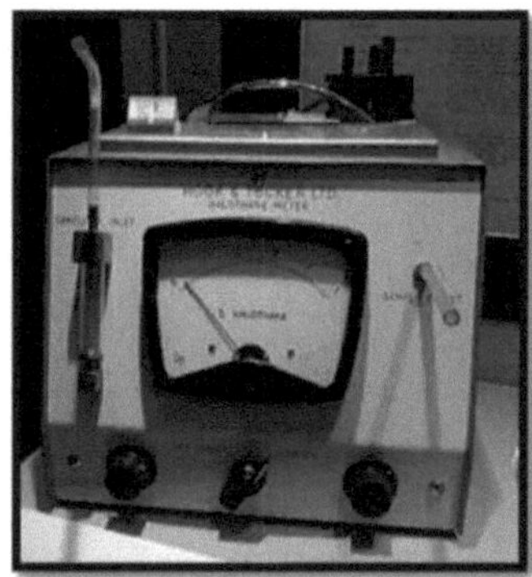

Figura 3: Um medidor para medir o halotano. Este foi utilizado para medir a quantidade de halotano num fluxo de gás inspirado durante a anestesia.[21]

O halotano foi administrado a muitos milhões de doentes adultos e pediátricos em todo o mundo desde a sua introdução em 1956 até à década de 1980.[25] As suas propriedades incluem depressão cardíaca a níveis elevados, sensibilização cardíaca às catecolaminas, como a norepinefrina, e potente relaxamento brônquico.

Em medicina dentária, o halotano é uma excelente alternativa ao clorofórmio. É relativamente não tóxico. Os vapores do halotano não são irritantes para o trato respiratório. Do ponto de vista ambiental, o halotano é considerado muito mais seguro do que o clorofórmio.[26] É também considerado um melhor solvente do que o clorofórmio, pelo que foi utilizado como meio de revelação. Quando o halotano é misturado com rouge, tal como o clorofórmio, dissolve rapidamente o rouge e forma uma solução homogénea.

Vantagens

1. Os pontos altos e as discrepâncias internas são facilmente detectados com este meio
2. Consistência muito fina;
3. Uma única aplicação de halotano e rouge é suficiente, uma vez que não forma camadas nem resulta numa espessura excessiva da película.
4. É facilmente limpo da peça fundida com vapor ou abrasivo de óxido de alumínio.[26]

Problemas

Devido ao efeito depressivo cardíaco do halotano, está contraindicado em doentes com insuficiência cardíaca. O halotano foi também contraindicado em doentes susceptíveis a arritmias cardíacas ou em situações relacionadas com níveis elevados de catecolaminas, como o feocromocitoma.[25]

Comercialmente disponíveis e mais frequentemente utilizados

A) Indicador Arti-Spot® High Spot - Bausch[27]

Arti-Spot® é um líquido indicador de pressão à base de álcool de contacto evaporável disponível no mercado para testar o ajuste preciso de coroas, inlays, onlays, coroas telescópicas e grampos e a superfície de fricção de detritos. O solvente também pode ser utilizado para testar pontos altos em superfícies oclusais altamente polidas, como ouro ou cerâmica. Pode ser aplicado com um pincel, após o que o solvente se evapora em segundos, deixando uma película fina com 3 μ de espessura.

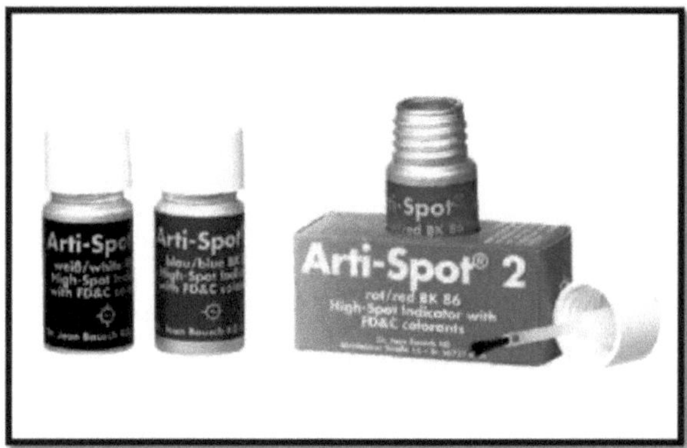

Figura 4: Arti-spot (três cores diferentes para três objectivos diferentes)

A maior vantagem deste arti-spot é que cada contacto destrói a cor da pele exatamente no ponto de contacto. O material de base brilha então claramente e as manchas altas podem ser facilmente detectadas. Além disso, pode ser facilmente removido após a utilização e o corante alimentar contido no Arti-Spot® é completamente seguro, sem quaisquer efeitos secundários. A água quente, a fricção mecânica (escova de dentes ou fio dentário), o álcool, o álcool isopropílico e a vaporização também soltam os depósitos de cor residuais. Em gesso dentário selado, o Arti-Spot® também pode ser removido com uma escova. **Figura 35-46**

Com base no objetivo de utilização, a Bausch fabrica três arti-spots de cores diferentes:

a) **Tipo:**1
   - **Indicação -** Metal e estrutura metálica

   - **Cor:** Branco

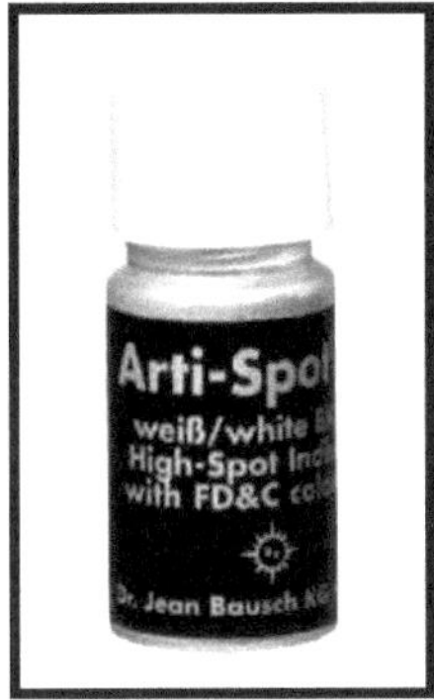

Figura 5: Mancha de artimanha tipo 1 (branca)

b) **Tipo: 2**

- **Indicação-** Porcelana
- **Cor:** Vermelho

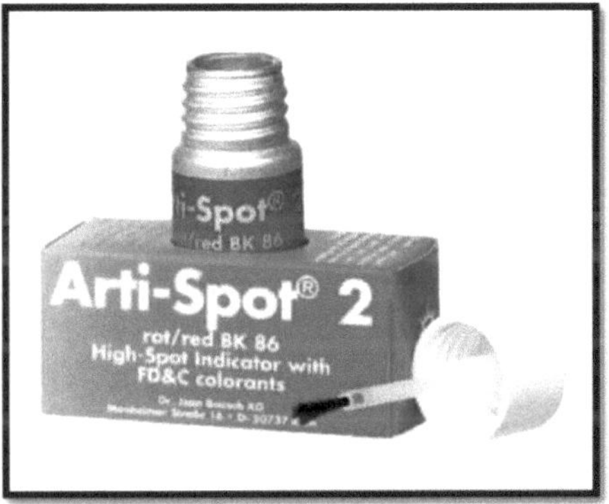

Figura 6: Mancha de artimanha tipo 2 (vermelho)

c) **Tipo 3**

- **Indicação - Para fricções**
- **Cor:** Azul

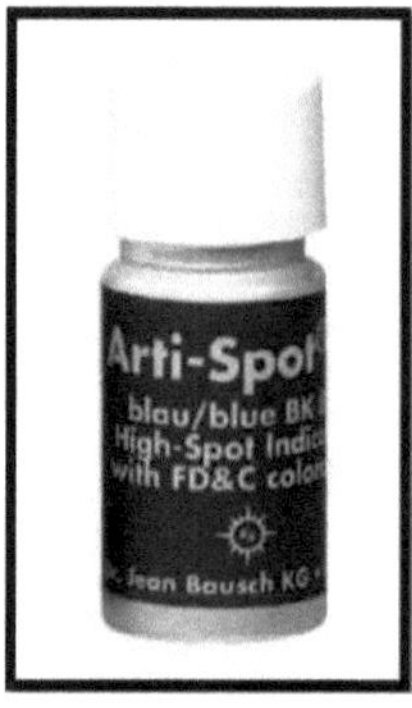

Figura 7: Mancha de artimanha tipo 3 (azul)

B) <u>Líquido de marcação AccuFilm IV da Parkell 9[2]</u>

O líquido de marcação AccuFilm IV funciona onde as tiras articuladas não chegam. É um líquido azul sensível que proporciona marcações nítidas e sem borrões nas duas superfícies: porcelana esmaltada e ouro polido. AccuFilm IV seca instantaneamente, mesmo na presença de saliva. Também funciona para identificar pontos altos no interior de coroas e contactos proximais. A sua limpeza é rápida e fácil, utilizando o solvente fornecido com o líquido de marcação.

Indicação: Porcelana vidrada, ouro polido

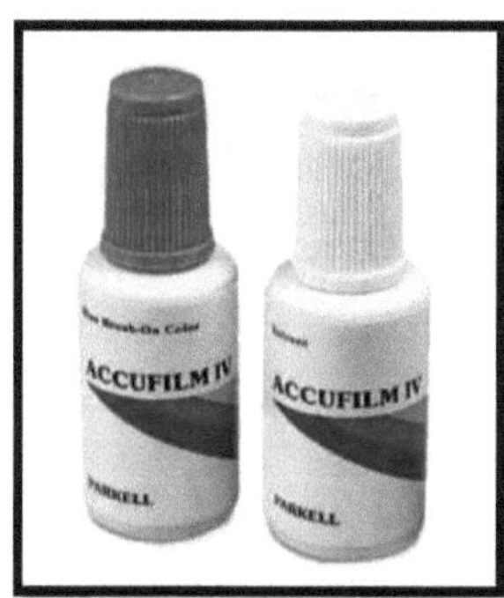

Figura 8: Accufilm IV

C) <u>Bio Ink Liquid (Bausch)</u>

Bio-Ink®-Flow é um líquido verde, fácil de aplicar, utilizado para marcar pontos sensíveis na gengiva e localizá-los na prótese.

Bio-Ink®-Flow destina-se à marcação de pontos, áreas e linhas na mucosa oral,

tais como pontos doridos, linha A, bandas da mucosa, dobras e flanges de próteses.

As áreas relevantes são coloridas com Bio-Ink®-Flow na mucosa previamente

seca. Quando a prótese seca é inserida, a cor que foi aplicada ao ponto sensível está

a ser transferida. Posteriormente, a restauração amovível pode ser ajustada. **Figura
4952**

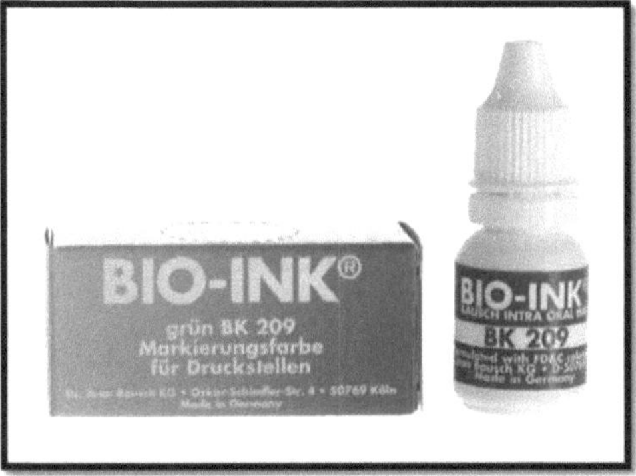

Figura 9: Tinta biológica líquida

CAPÍTULO 6

<u>SILICONES ELATOMÉRICOS (MATERIAL DE IMPRESSÃO DE POLIVINILSILOXANO, TIPO BAIXA VISCOSIDADE)</u>

Historicamente, são utilizados vários materiais de impressão para registar estruturas intra-orais para o fabrico de restaurações definitivas. Os materiais de moldagem também passaram por uma fase de grande desenvolvimento. O conhecimento das propriedades físicas e biológicas, bem como das vantagens e desvantagens dos diferentes materiais de impressão, é um pré-requisito para a aplicação prática adequada dos materiais dentários e contribui para o sucesso da terapia protética. Na década de 1950, os materiais de base de borracha, primeiro sob a forma de polissulfureto e, mais tarde, de silicone e poliéter, começaram a ser utilizados como materiais de moldagem dentária.[29]

Existem quatro grupos de elastómeros: polissulfuretos, poliéteres, silicones de condensação e de adição. Os silicones de adição (polivinilsiloxanos) têm um silicone de peso molecular moderadamente baixo que contém grupos de silano que se ligam numa rede de cadeias que dão ao material uma consistência de borracha. Os materiais de moldagem de polivinilsiloxano (PVS) representam o estado da arte em materiais de moldagem elastoméricos em prótese dentária e dentisteria restauradora[30-33] utilizados para registar as impressões de arcadas dentadas e edêntulas, duplicação de moldes e registos de mordida. Recentemente, foram introduzidos novos materiais de impressão elastoméricos com uma recuperação elástica muito elevada e uma elevada resistência ao rasgamento.

Método de avaliação

Coloque o material na superfície do entalhe da restauração e assente-a no dente preparado. Peça ao paciente para exercer pressão de mordida sobre a restauração. Não remover o excesso de material das margens. Quando a restauração for removida da boca, observe as perfurações no material e marque esses pontos com lápis vermelho no molde. Remova o material de moldagem de polivinil siloxano do molde e ajuste as marcas vermelhas no molde com uma peça de mão de alta velocidade e uma broca de carboneto. Repita o procedimento acima até que o material não apareça através do material de moldagem e exista uma espessura uniforme de material de moldagem no interior da restauração.[34]

Um procedimento semelhante, quando realizado na superfície oclusal, torna-o um material de registo oclusal para registar os contactos dentários, tanto a força cêntrica como a excêntrica. Um dos exemplos mais iniciais a ser realizado com polivinilsilicone foi com silicone preto por Takai et al. em 1993. Um material de impressão de silicone preto (G. C. Dental Industrial Corp.) foi misturado de acordo com as especificações do fabricante e aplicado com uma seringa em todas as superfícies oclusais dos dentes. Em seguida, foi pedido aos pacientes que fechassem a boca lentamente na posição intercuspidal, deslizassem imediatamente a mandíbula para a posição lateral 1 ou 2 designada e mantivessem essa posição até o material de impressão de silicone preto secar. O registo oclusal foi cuidadosamente removido e observado contra a luz para verificar os locais de contacto com os dentes. As perfurações ou áreas translúcidas foram identificadas como contactos dentários.[35]

A) <u>VERIFICADOR DE ADEQUAÇÃO</u>

FIT CHECKER ADVANCED e **FIT CHECKER ADVANCED BLUE** são materiais de silicone de poliéter vinílico (VPES) ideais para a verificação da adaptação de dentaduras, restaurações PFM (Porcelana fundida em metal), próteses cerâmicas e contacto oclusal (FIT CHECKER ADVANCED é ideal para a verificação da adaptação de dentaduras e restaurações PFM; FIT CHECKER ADVANCED BLUE é ideal para a verificação da adaptação de próteses cerâmicas e contacto oclusal). Ambos os produtos proporcionam uma óptima fluidez, excelentes detalhes e uma precisão que não é afetada pela saliva. A espessura mínima da película dos produtos proporciona uma excelente transparência para um controlo fácil da adaptação. Ambos os produtos também se descolam facilmente, deixando uma superfície de ajuste limpa e sem resíduos. Os ajustes no consultório são cómodos e poupam tempo a todos os pacientes.

Após anos de sucesso clínico com o FIT CHECKER™ e o FIT CHECKER™ II, este material de verificação de ajuste da próxima geração incorpora caraterísticas e benefícios novos e melhorados:

- Vinyl PolyEther Silicone, não afetado pela saliva

- Excelente pormenor e precisão

- Espessura mínima da película

- Óptima fluidez

- Definição de nitidez

- Excelente transparência para um controlo fácil.

Physical properties	GC FIT CHECKER	GC FIT CHECKER II
Base material	C-silicone	A-silicone
Working time	1' 00"	2' 00"
Holding time in the mouth (37° C)	1' 30"	1' 00"
Run value (mm)	50	40
Consistency (mm)	38	46
Latex gloves wearable	Yes	No
Layer thickness (µm)	5	5
Adheres to A-silicone reliners	Yes	Yes

Quadro 3: Diferença entre o GC FIT Checker e o GC FIT Checker II

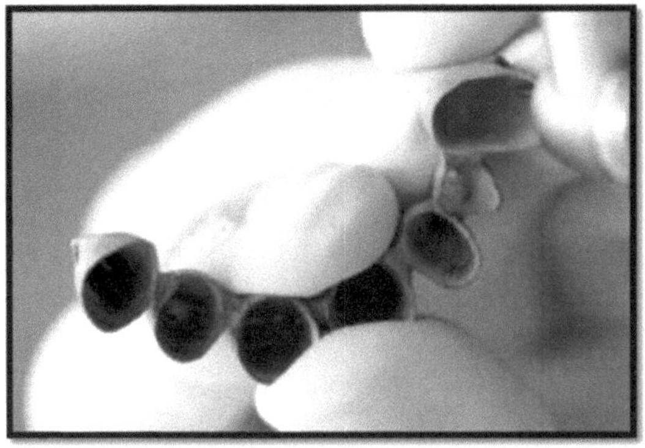

Figura: Avaliação da coifa metálica para qualquer nódulo

CAPÍTULO 7

MEIO DE REVELAÇÃO DO TIPO SPRAY AEROSSOL

A única vantagem é que não é difícil aplicar uma quantidade excessiva numa determinada área, mas a desvantagem é que é necessária uma certa prática (habilidade clínica). O agente humidificante em spray Pressure Indicator Paste (PIP) é ideal para utilizar com pacientes que têm a boca seca ou em casos em que são necessárias impressões muito precisas. Pulverizado sobre os dentes e tecidos moles, o spray PIP produzirá uma superfície lisa, precisa e sem bolhas, perfeita para todos os tipos de material de impressão.

1) <u>Arti-Spray Occlusion-Spray da Bausch Articulating Papers, Inc.[27]</u>

Arti-Spray® é um indicador de cor universal para testar os contactos oclusais e o ajuste preciso de coroas e pontes. O Arti-Spray® é fácil de manusear e deixa uma fina película colorida, que pode ser facilmente removida com água, sem deixar vestígios de resíduos. Ao testar a oclusão ou o assentamento experimental da ponte ou da coroa, todos os pontos de contacto serão imediatamente visíveis. O Arti-Spray® pode ser utilizado para contactos aproximados durante a prova de assentamento de coroas e pontes.

- Contém ingredientes fisiologicamente seguros e é enchido com propulsores neutros para o ambiente.

- Arti-Spray é um indicador de cor universal para testar os contactos oclusais e o ajuste preciso de coroas e pontes.

Método de aplicação

- Aplicar a uma distância de 3-5 cm na superfície oclusal ou no interior da ponte ou da coroa. Ao testar a oclusão ou o assentamento experimental da ponte ou da coroa, todos os pontos de contacto devem ser imediatamente

visível. O Arti-Spray pode ser utilizado para contactos aproximados durante o ensaio de coroas e pontes.

O Arti-Spray contém ingredientes fisiologicamente seguros e está repleto de ingredientes ecológicos.

propulsores neutros.

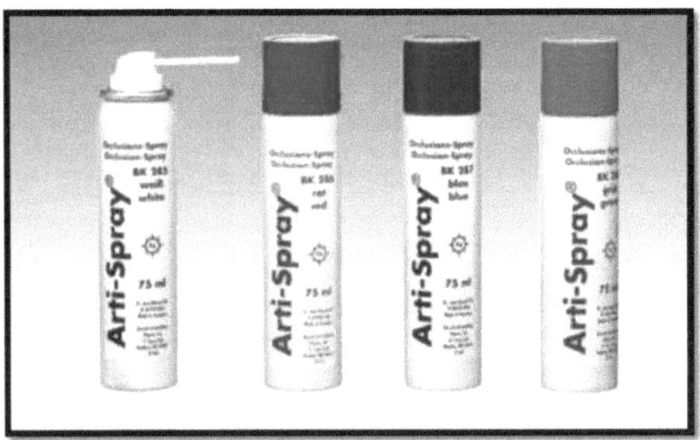

Figura 10: **Arti-Spray Oclusão-Spray**

Com base no objetivo de utilização, a Bausch fabrica três arti-spots de cores diferentes:

a) **Tipo:**1
   - **Indicação** - Metal e estrutura metálica

   - **Cor:** Branco

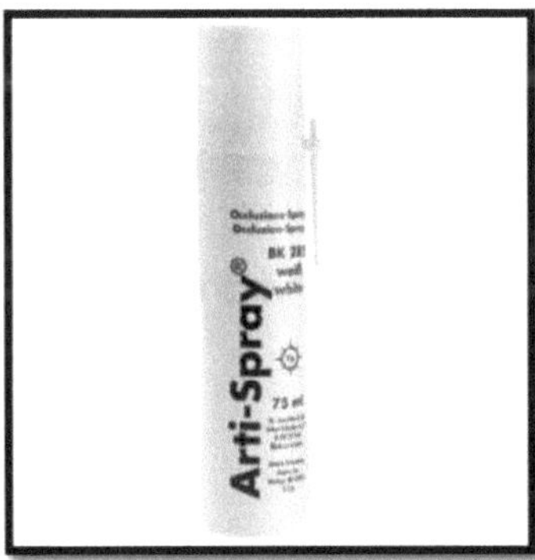

Figura 11: Arti-spray tipo 1 (branco)

b) Tipo: 2

- **Indicação-** Porcelana

- **Cor:** Vermelho

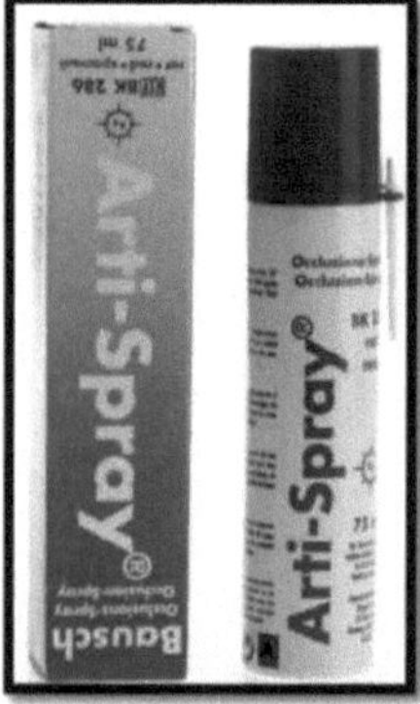

Figura 12: Arti-spray tipo 2 (vermelho)

c) Tipo 3

- **Indicação - Para fricções**

- **Cor:** Azul

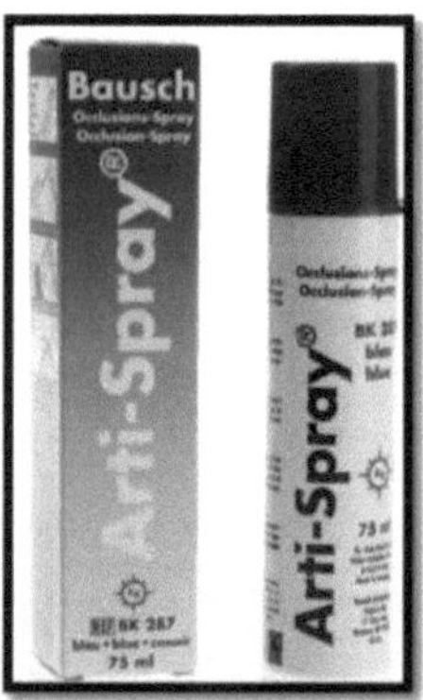

Figura 13: Arti-spray tipo 3 (azul)

d) Tipo 4

- **Indicação** - Indicador de cor universal para testar os contactos oclusais e a precisão do ajuste de coroas e pontes

- **Cor-** Verde

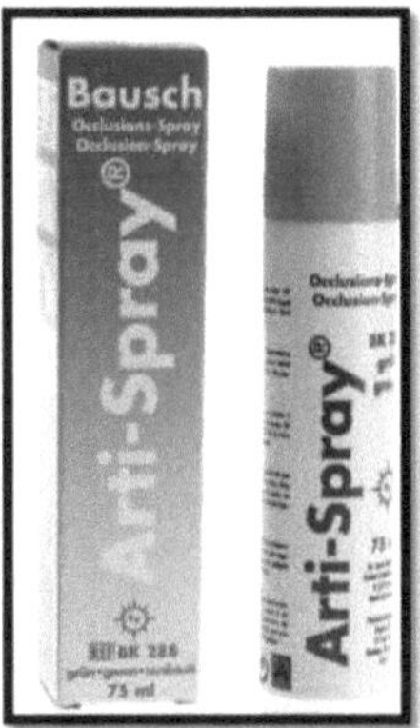

Figura 14: Arti-spray tipo 4 (verde)

2) Quick Check Green. Spray indicador de divulgação

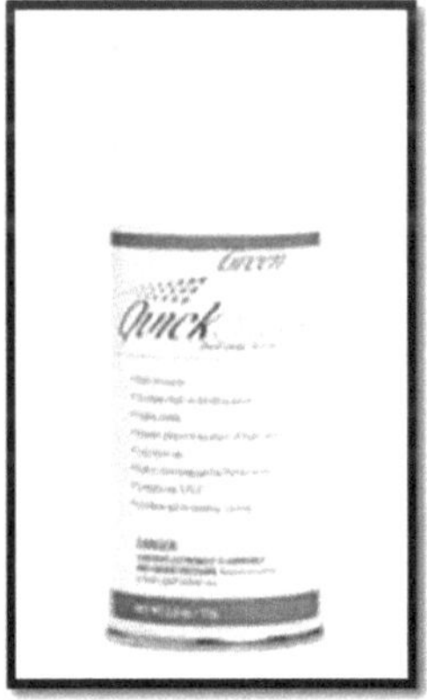

Figura 15: Verificação rápida verde. Spray indicador de divulgação

Quick Check - Verde. O Disclosure Indicator Spray está disponível numa lata de 75 Gm. Lata de spray.

Cor: verde

Embalagem: 75 gm de spray

Tipo: Spray indicador

3) Spray de marcação de indicadores Occlude Aerosol

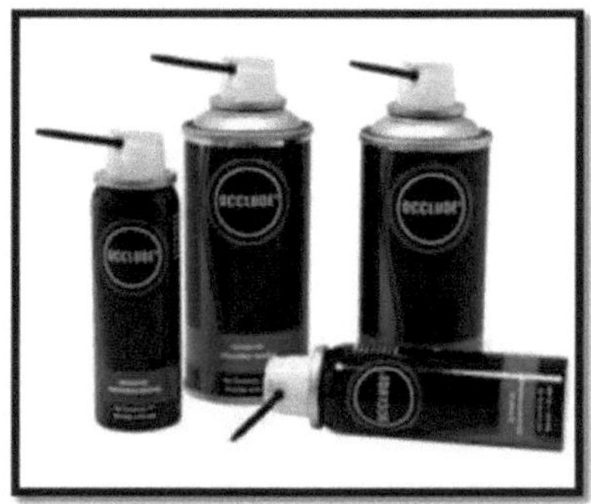

Figura 16: Spray de marcação de indicadores Occlude Aerosol

Descrição: Spray Indicador de Marcação Verde Aerosol 23 Gm. Marca qualquer dente ou restauração

superfície (incluindo ouro) em campo húmido ou seco, 23 Gm. Lata de spray.

Marca: Occlude

Cor: verde

Embalagem: lata de 23 gramas de spray

Tipo: Spray indicador

- Meio de revelação de formas de gás para identificar áreas de interferência na estrutura RPD ou FPD.

Vantagens-

- Marca bem as áreas de interferência (fina e precisa) e é fácil de limpar.

Desvantagem

- É caro.

- Existe a possibilidade de aplicar uma camada demasiado espessa de material.

- É difícil trabalhar num ambiente húmido.

CAPÍTULO 8

À BASE DE PÓ

1) <u>Indicador de ponto alto em aerossol de pó seco Detex[37]</u>

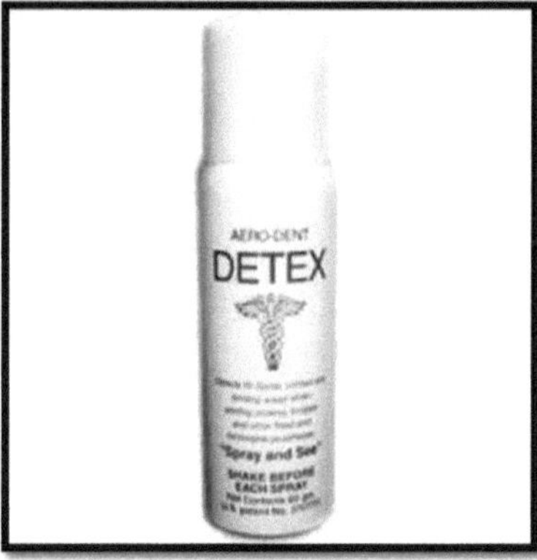

Figura 17: Indicador de ponto alto de aerossol de pó seco Detex

Detex é um indicador de pontos altos em aerossol à base de pó seco. Detecta com precisão pontos altos e áreas de ligação em coroas, pontes e outras próteses. É comercializado numa lata de 60 gramas de spray.

Código do fabricante: DETEX

Marca: Detex

Cor: Não especificado

Embalagem: lata de 60 gramas de spray

Tipo: Spray indicador

CAPÍTULO 9

PASTA INDICADORA DE PRESSÃO

A forma de pasta também está disponível no mercado para identificar os pontos altos. A pasta indicadora de pressão pode ser aplicada através de pincéis na superfície da prótese a ser avaliada. O pincel pode ser de vários tipos - fino, rígido, grosso e até pode ser utilizada uma esponja de poliuretano. Embora a esponja de poliuretano seja inútil com as pastas mais pesadas, como a mistura caseira de gordura alimentar e pó de óxido de zinco. Após a aplicação da pasta na prótese, alguns acreditam que a superfície deve ser pulverizada com silicone para atuar como uma barreira quando a pasta entra em contacto com a superfície húmida da mucosa. No entanto, após a inserção, o tecido inchado deslocará mais facilmente a pasta e a alteração da área de limpeza, por exemplo, através de polimento, apenas mascarará o erro oclusal subjacente ou outra falha.[17]

A) <u>Pasta indicadora de pressão Mizzy</u>

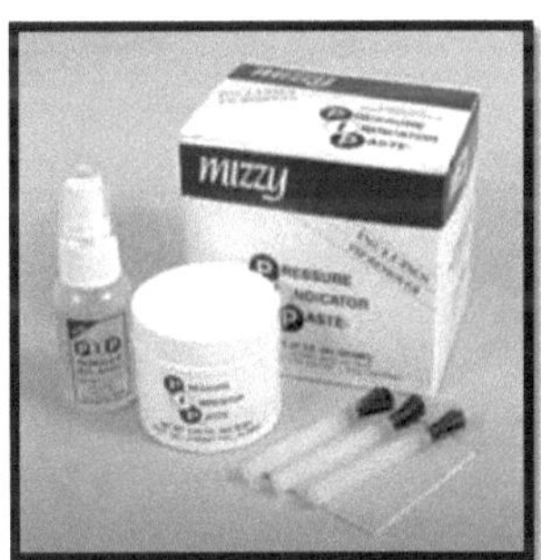

Figura 18: Pasta indicadora de pressão Mizzy

Descrição: Mizzy PIP - Frasco de 1,25 oz. Frasco. Pasta indicadora de pressão de silicone branca, adere a

apenas dentaduras e próteses parciais. Frasco de 1,25 oz. Frasco.

Marca: PIP

Cor: Branco

Embalagem: frasco de 1,25 onças

Tipo: Pasta indicadora

- os indicadores de pressão são utilizados como meio de revelação para identificar problemas relacionados com o impacto, a extensão e/ou a largura das próteses

- Também pode ser usado em próteses completas, próteses imediatas após a cirurgia, próteses parciais fundidas, encaixe inlay, estrutura de implante, prótese fixa.

- Há uma variedade de pastas que podem ser utilizadas na avaliação da base da dentadura.

- Consistem principalmente em volumes iguais de óxido de zinco em pó combinado com gordura vegetal de consistência média, que são misturados.

- Aplicação de uma camada fina na superfície em talhe-doce da base da prótese com um pincel rígido

Vantagens-

- Barato e cómodo

- Pode ser utilizado em tecidos moles, ao contrário da cera reveladora

- Identificar a localização exacta, o tamanho, a forma e a espessura dos pontos sensíveis da prótese

- É preciso, pois não tem volume que desorienta a dentadura.

- É rápido e está pronto a utilizar.

- Sem necessidade de aquecimento e sem necessidade de esperar para amolecer na boca e permanece constante independentemente de

temperatura.

Desvantagem

- É necessário fazer experiências para diferenciar as marcas e evitar ajustes desnecessários
- Sujo e demorado para limpar a base da dentadura profundamente fissurada.

<u>Pincéis Mizzy pate</u>

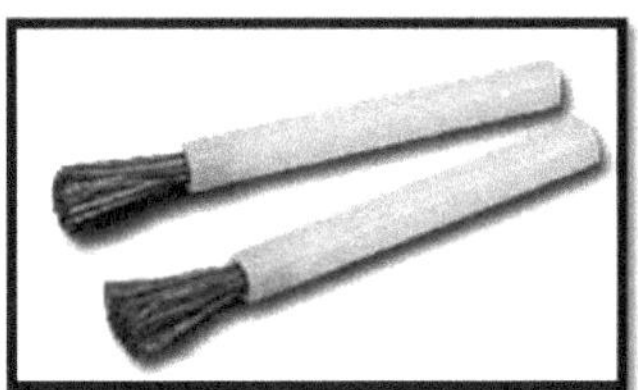

Figura 19: Pincéis Mizzy pate

Trata-se de escovas sintéticas especiais que estão disponíveis no mercado juntamente com a pasta indicadora de pressão (Mizzy).

Vantagem:

- Ajudam a aplicar facilmente a pasta.
- Evita que as mãos fiquem sujas.
- Aplicação fácil e cómoda.

B) <u>Pasta branca à base de óxido de zinco eugenol</u>

O óxido de zinco eugenol (ou) ZOE é um material de moldagem rígido irreversível utilizado como técnica secundária para tirar impressões de pacientes desdentados com a ajuda da técnica mucocompessiva.

A pasta de impressão é tradicionalmente utilizada para efetuar as impressões de trabalho (secundárias) para uma prótese completa. Quando utilizada com uma moldeira especial, requer um espaçamento de 1 mm para permitir uma espessura suficiente do material; é também designada por moldeira especial *de ajuste apertado*. Está disponível como um sistema de duas pastas:

- Pasta de base: óxido de zinco
- Pasta catalisadora: eugenol

As duas pastas devem ser utilizadas em quantidades iguais e misturadas com uma espátula de aço inoxidável (espátula Clarident) numa almofada de papel. O gesso Eugenol de óxido de zinco produzirá uma impressão mucostática.

Vantagens:
- Termoplástico - pode ser aquecido para facilitar a remoção do material de fundição
- Boa reprodução de pormenores
- Boa estabilidade dimensional (0,15% de contração na presa)

Desvantagens:
- Rígida - a presença de cortes inferiores pode distorcer o material final ou fazer com que a secção engatada se separe da impressão resultante

No entanto, apenas a pasta de base branca é considerada como a pasta indicadora de pressão. Pode ser aplicada com uma espátula de mistura de cimento na superfície do entalhe da prótese. Pede-se ao doente que oclua e faça os movimentos cêntricos e excêntricos com ela. Na região onde existe algum nódulo ou ponto alto, a pasta é removida dessa região e a superfície do entalhe é visível. (Figura 19)

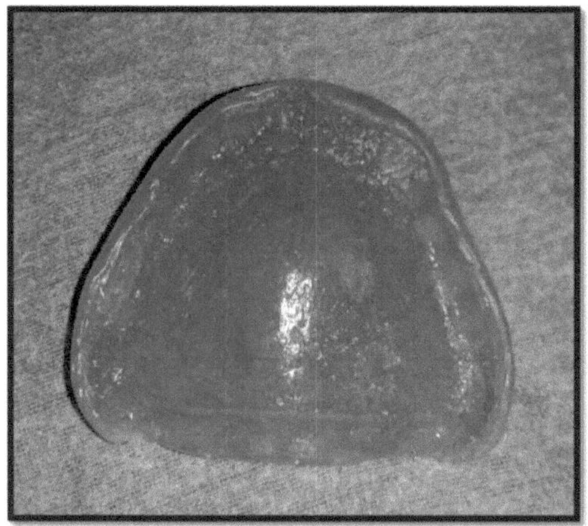

Figura 20: Superfície de entalhe da prótese completa

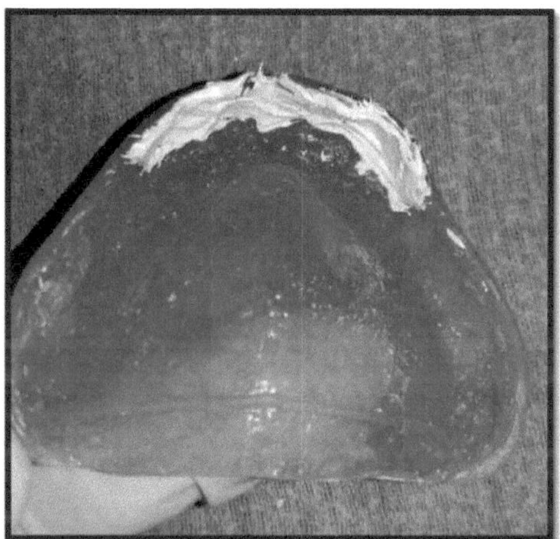

Figura 21: Pasta branca aplicada na superfície do talhe-doce

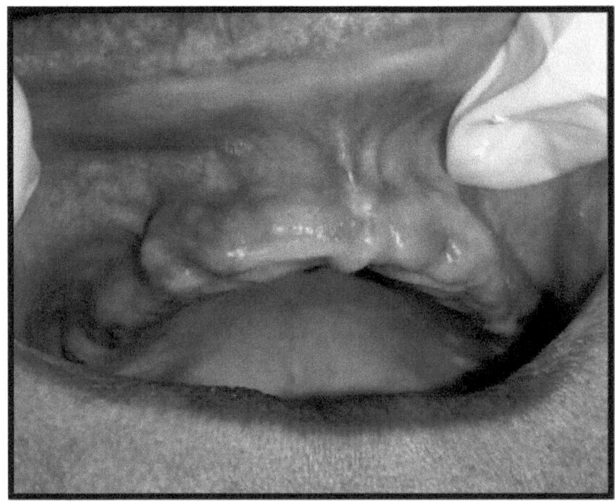

Figura 22: Irregularidade óssea na crista labial do maxilar

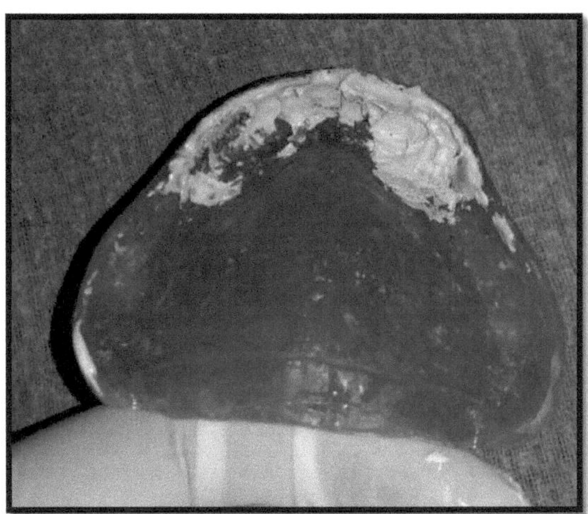

Figura 23: Material limpo após a inserção e movimentos intra-orais no doente.

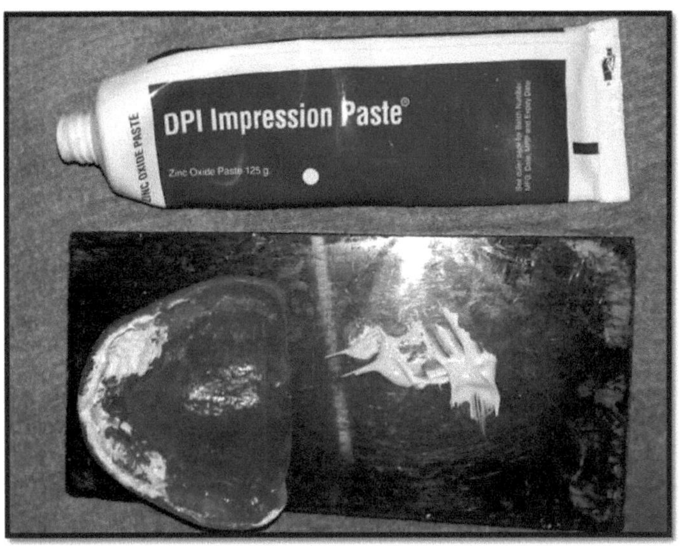

Figura 24: Pasta de impressão branca com zinco e eugenol DPI

C) <u>Bio ink Flow (Bausch) - indicador de pontos sensíveis</u>

Bio-Ink®-Flow é uma pasta verde, altamente viscosa e fácil de aplicar para marcar pontos sensíveis na gengiva e localizá-los na dentadura.

Bio-Ink®-Flow destina-se à marcação de pontos, áreas e linhas na mucosa oral, tais como pontos doridos, linha A, bandas da mucosa, dobras e flanges de próteses. As áreas relevantes são coloridas com Bio-Ink®-Flow na mucosa previamente seca. Quando a prótese seca é inserida, a cor que foi aplicada à ferida está a ser transferida.

Posteriormente, a restauração amovível pode ser ajustada. **Figura: 25-26**

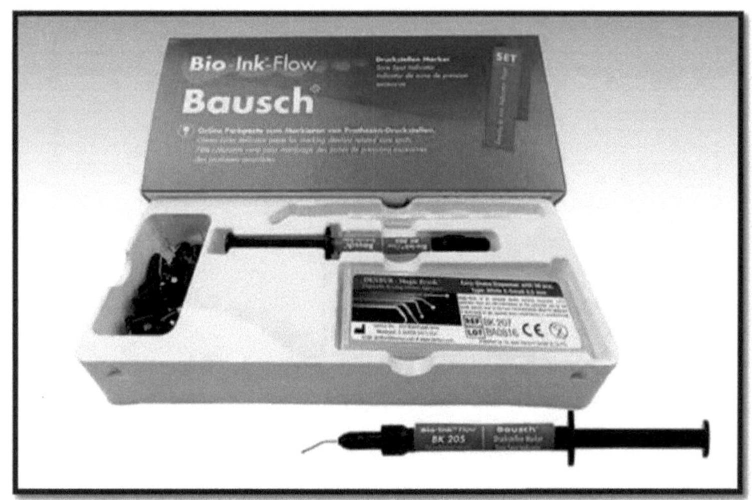

Figura 25: Fluxo de tinta biológica (Bausch) - indicador do ponto sensível

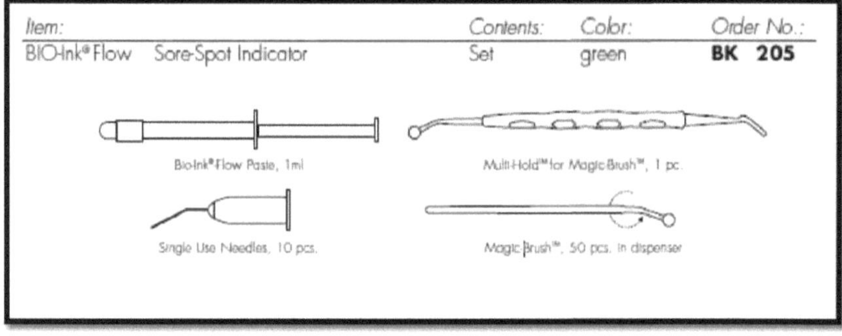

Figura 26: Partes do distribuidor de fluxo de tinta biológica

CAPÍTULO 10

MATERIAL HIDROCOLÓIDE IRREVERSÍVEL DE PRESA RÁPIDA (ALGINATO)

O alginato é um material de impressão hidrocolóide elástico e irreversível. As impressões hidrocolóides irreversíveis constituem uma parte inseparável das restaurações indirectas. O alginato é um dos materiais dentários mais frequentemente utilizados; e a moldagem com alginato é uma parte simples, económica e indispensável da prática dentária.[19]

O pó contém alginato de sódio, sulfato de cálcio, fosfato trissódico, terra de diatomáceas, óxido de zinco e fluoreto de titânio e potássio. Ao misturar o pó com água, forma-se um sol, ocorre uma reação química e forma-se um gel. Aqui, o alginato de sódio reage com o sulfato de cálcio, resultando em sulfato de sódio e alginato de cálcio. Esta reação ocorre frequentemente de forma demasiado rápida durante a mistura ou o carregamento da moldeira de impressão. Por isso, é abrandada pela adição de fosfato trissódico ao pó. O fosfato trissódico reage com o sulfato de cálcio para produzir fosfato de cálcio, impedindo que o sulfato de cálcio reaja com o alginato de sódio para formar um gel. Esta segunda reação ocorre preferencialmente à primeira reação até que o fosfato trissódico se esgote e, em seguida, o alginato se fixe como um gel. Existe um tempo de trabalho bem definido durante o qual não há alteração da viscosidade[19,38]

Os materiais de alginato possuem as qualidades de um bom pormenor de superfície e uma reação mais rápida a temperaturas mais elevadas. São suficientemente elásticos para serem puxados sobre os cortes inferiores, mas rasgam sobre cortes inferiores profundos e não são dimensionalmente estáveis no armazenamento devido à evaporação. O tempo de presa pode ser controlado com a temperatura e a proporção de água utilizada.

Uma alternativa fácil consiste em revestir novamente a prótese na área problemática com um material hidrocolóide irreversível de secagem rápida (como o alginato).

Método de aplicação

Antes de aplicar o material de moldagem, secar bem a superfície do tecido da prótese. Misturar uma pequena quantidade de material de moldagem numa taça de borracha, em que a proporção pó/líquido não é crítica, mas é importante obter uma consistência normal. [38]

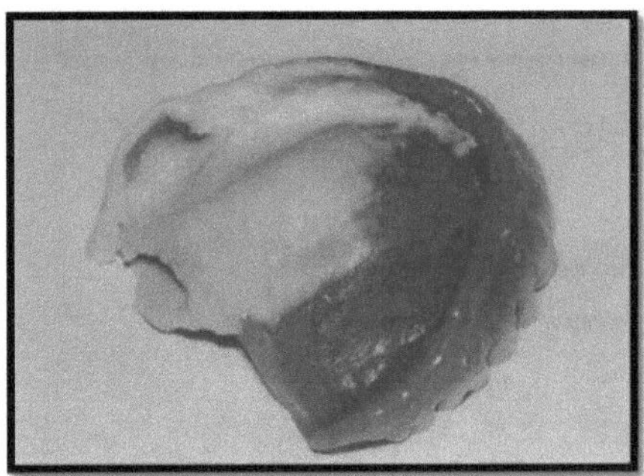

Figura 27: Material hidrocolóide irreversível de presa rápida (alginato)

Recolocar a dentadura na área em questão. Assente a prótese na boca e peça ao doente que a feche numa oclusão normal. Permitir que o material assente e, em seguida, remover a prótese cuidadosamente sem rasgar o alginato. A área que necessita de ajuste é normalmente fácil de visualizar (Figura). A prótese é aliviada e o alginato pode ser simplesmente retirado. O processo é repetido até não se ver nenhum "ponto alto".

Este método é económico, rápido e repetível, evitando alterações desnecessárias da prótese.

CAPÍTULO 11

APLICADOR DE TRANSFERÊNCIA DE COR

Ponta do aplicador de transferência de cor Dr. Thompson[17]

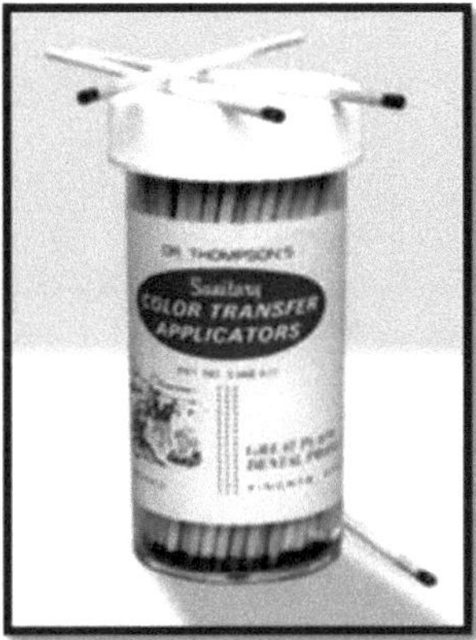

Figura 28: Aplicador de transferência de cor Dr. Thompson

- Estes aplicadores descartáveis são utilizados para efetuar transferências de cor de áreas irritadas sob dentaduras completas ou parciais

Vantagem-

- Fácil de utilizar e com função de distribuição

- Exato

- Consome menos tempo

- É necessário um mínimo de manchas

Desvantagem

- Confiam no facto de os pontos sensíveis serem facilmente visíveis e não fornecem orientações sobre a extensão do ajustamento necessário

CAPÍTULO 12

CIMENTO TEMPORÁRIO

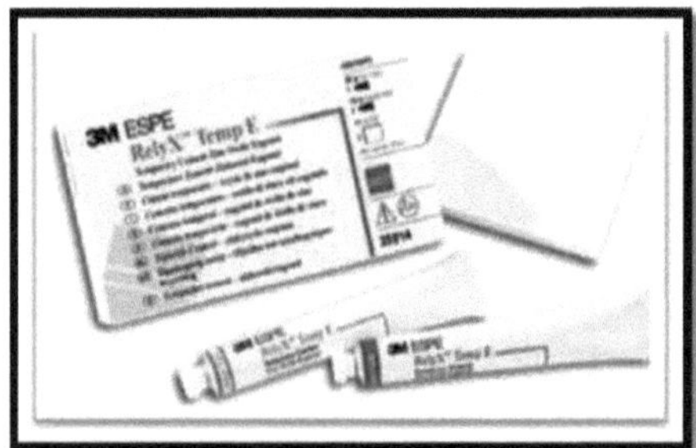

Figura 29: Cimento temporário

- Um revestimento ou lavagem de cimento temporário é um material extremamente conveniente para utilizar como agente de revelação.[19]

- A cor branca contrasta bem com a cor da peça fundida para tornar visíveis as pequenas discrepâncias e o material é opaco para que apenas as discrepâncias reais possam ser ajustadas.

- A sua espessura de película é semelhante à dos agentes de cimentação, como o cimento de fosfato de zinco.

- Principalmente utilizado com próteses parciais fixas.

Vantagem-

- Fácil de utilizar .
- Fácil de remover do interior da peça fundida.

Desvantagem

- É necessário misturar e não deve endurecer antes de ser aplicado intra-oralmente

CAPÍTULO 13
FLOSS NÃO UTILIZADO

O fio dental existe normalmente em dois tipos: nylon (multifilamento) ou politetrafluoroetileno (PTFE) - que é um monofilamento. No caso do fio de nylon, pode encontrar tanto o fio encerado como o não encerado.

Uma investigação do Journal of Periodontology, recentemente publicada pelo The Guardian[39] , revelou que 79% dos inquiridos preferiam o fio dental encerado, em comparação com 21% para o fio dental não encerado, depois de utilizarem ambos os tipos nas mesmas áreas (à frente e atrás) das suas bocas. A maior queixa associada ao fio dental encerado, no entanto, foi o facto de a cera o tornar demasiado espesso. Aqueles que preferiram o fio dental não encerado fizeram-no porque era mais fino (e, por conseguinte, mais fácil de utilizar) do que o encerado.

O fio dental não encerado pode ser usado para si se[34] :

- Um fio dental mais fino que é mais fácil de manobrar.

- Para evitar os produtos químicos do fio dental encerado.

- Dentes encravados.

- Grávida e quer um fio dental sem sabor que não provoque náuseas.

- O doente não gosta do sabor persistente do fio dental encerado com sabor, que pode interferir com o sabor dos alimentos.

- Utilizado para verificar qualquer interferência nas áreas de contacto interproximal.

- Usado em RPD, FPD, estrutura de implante.

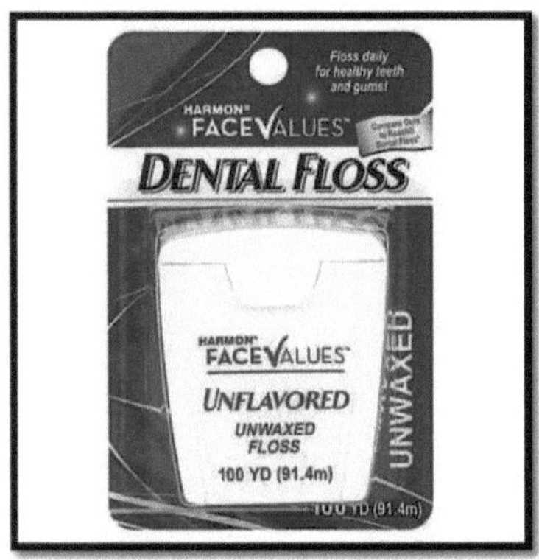

Figura 30: Fio dental não encerado (Facevalues, Harmon)

CAPÍTULO 14

CALÇOS, TIRAS DE PELÍCULA DE **POLIÉSTER**

A) Indicador de pressão AccuFilm da Parkell

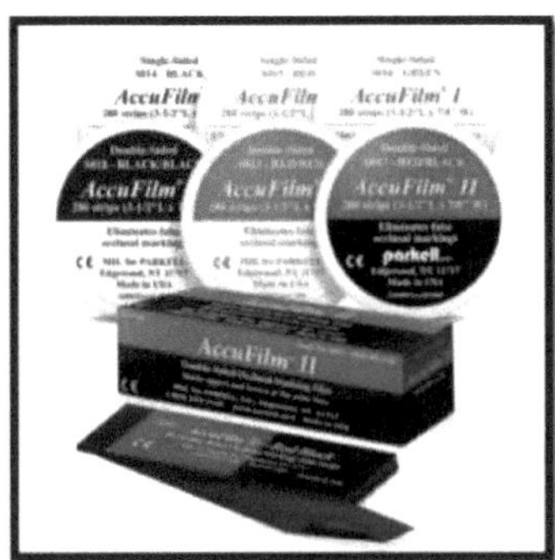

Figura 31: Indicador de pressão AccuFilm

São tiras de película super fina para uma maior precisão. Uma das suas maiores vantagens é o facto de não desencadearem reflexos mandibulares que possam desviar a mordida. Tendo produzido consistentemente marcas nítidas e fáceis de interpretar, não fornecem marcas falsas. Estica-se, mas não se parte, ao contrário do papel de articulação mais comummente disponível. Não há retorno para distorcer as marcas, proporcionando melhores resultados. Podem ser utilizados por baixo da superfície do entalhe da restauração e do encaixe de pressão do dente pilar ou do tecido de suporte para observar qualquer ponto alto desviado.

B) Arti-Fol metálico da Bausch[27]

A Arti-Fol® 12µ metallic é uma película de teste de alta tecnologia com caraterísticas nitidamente melhoradas. Esta película de teste é feita de película metálica de poliéster (película Shimstock) com apenas 12µ de espessura. A combinação de um revestimento de cor e de uma película metálica oferece certas vantagens em algumas aplicações. Esta película possui uma excelente transferência de cor. Os pontos altos podem ser facilmente detectados, especialmente em superfícies de cerâmica ou de metal altamente polido. A película é anti-estática e pode ser facilmente aplicada, mesmo sem a utilização de pinças. É também extremamente resistente ao rasgamento e ideal para testes de resiliência. Em contraste com a película Shimstock convencional, a Arti-Fol® metallic marca com precisão o respetivo ponto alto. Uma vez que a parte de trás da película é metálica, é óbvio qual o lado que está revestido a cor e qual o que não está. É, portanto, ideal para verificar os pontos de contacto aproximados ao fixar pontes e coroas dentárias. Esta película de teste pode ser facilmente aplicada utilizando a pinça Arti-Fol® BK 145 para contactos interproximais. A Arti-Fol® metalizada está disponível em quatro cores diferentes.

Para além da Arti-Fol® metalizada, a película Shimstock convencional sem revestimento de cor também está disponível nas larguras de 8 mm e 16 mm.

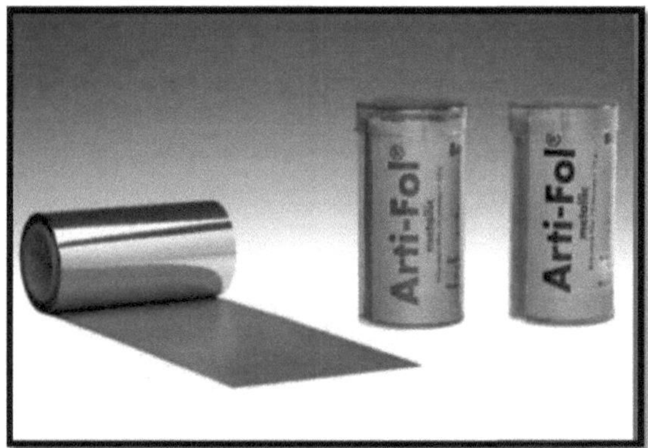

Figura 32: Arti-Fol (Bausch)

S. No.	Item	Description	Width	Color
1	20 m in dispenser	one-sided	22 mm	black
2	20 m in dispenser	one-sided	22 mm	Red
3	20 m in dispenser	one-sided	22 mm	Green
4	20 m in dispenser	one-sided	22 mm	blue
5	100 sheets (8mm x 50mm)	one-sided	8 mm	red
6	100 sheets (8mm x 50mm)	uncoated	8mm	-
7	20 m in dispenser	uncoated	16 mm	-
8	20 mm	One-sided	75mm	Black
9	20mm	One-sided	75mm	red

Quadro 4: Arti-fol disponível em vários tamanhos e códigos de cores[27]

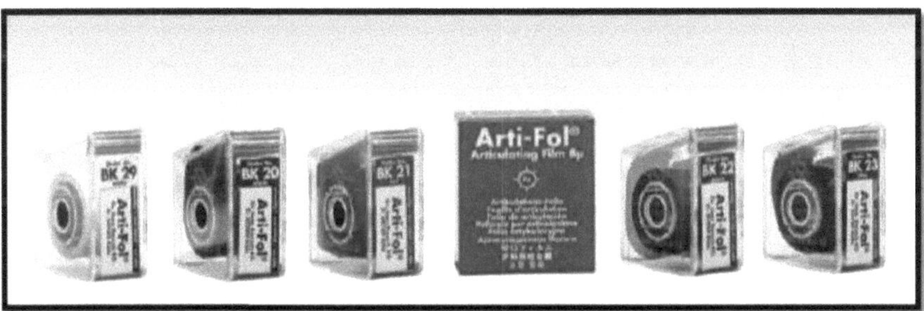

Figura 33: Arti-fol disponível em vários tamanhos e códigos de cores[27]

CAPÍTULO 15

REMOVEDOR **DE PIP**

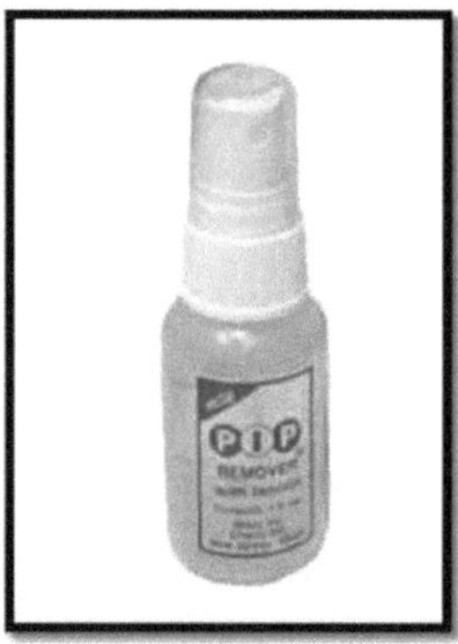

Figura 34: Removedor de tubos

- Trata-se de um solvente à base de álcool utilizado para remover o creme ou a pasta de meios indicadores de pressão.

- Comercializado habitualmente pela empresa Mizzy Inc. Com o nome de PIP Remover

Vantagem-

- Evita que a pasta fique pegajosa após a avaliação.

- Retira também a pasta dos dedos

- Proporciona um ambiente pós-operatório limpo.

- É económico.

CAPÍTULO 16

APLICAÇÕES EM VÁRIAS PRÓTESES

Na sua maioria, a utilização de meios indicadores de pressão pode ser amplamente aplicada em quase todas as próteses[34] :

- Dentadura completa - visita pós-inserção

- Pontos dolorosos na dentadura

- Próteses parciais

- Inlays

- Para eliminar a saliva pesada e roedora.

- Para impressões de alginato suaves e sem bolhas.

- Para evitar modelos de pedra calcária e pulverulenta - o PIP, quando pulverizado, permite o livre fluxo de pedra/gesso nas fendas $\div$ modelos lisos, duros e precisos

- Para evitar bolhas em moldes de cera e impressões de incrustações

- Forma uma barreira inerte entre o alginato ácido e a pedra alcalina.

- Evita o embaciamento dos espelhos - propriedade molhante eficaz $\div$ melhor visibilidade.

Várias causas de pontos altos na **prótese metálica** podem estar relacionadas com o assentamento incorreto da fundição:

(1) linha de desenho incorrecta com os dentes adjacentes,

(2) corte inferior na preparação,

(3) impressão distorcida,

(4) matrizes desgastadas,

(5) padrões de cera excessivamente alargados,

(6) cera distorcida,

(7) expansão indevida do investimento,

(8) técnica de esgotamento incorrecta,

(9) nódulos na peça fundida,

(10) fundição deformada,

(11) contactos proximais excessivos [2]

Um mau ajuste de uma **prótese removível** pode revelar-se um problema tanto para o dentista como para o doente. Podem existir muitas causas para uma má adaptação:

(1) impressão distorcida,

(2) bloqueio e enceramento incorrectos,

(3) erros de processamento,

(4) Acabamento e polimento inadequados de metal ou acrílico.

Foram sugeridos vários materiais e técnicas para revelar discrepâncias de ajuste da estrutura do implante, FPD e RPDs:

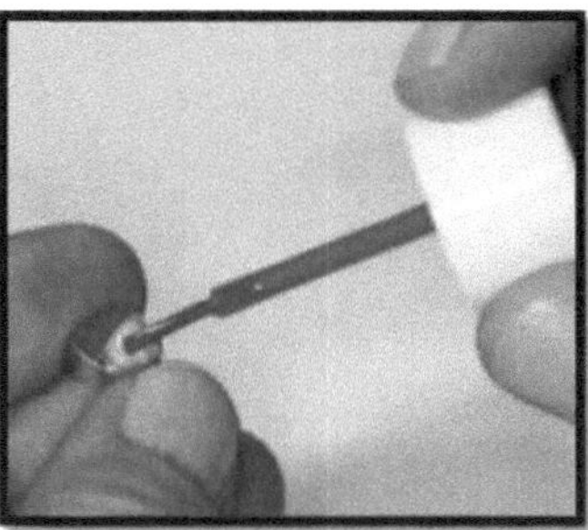

Figura 35: Artispot aplicado na superfície interna de uma coroa

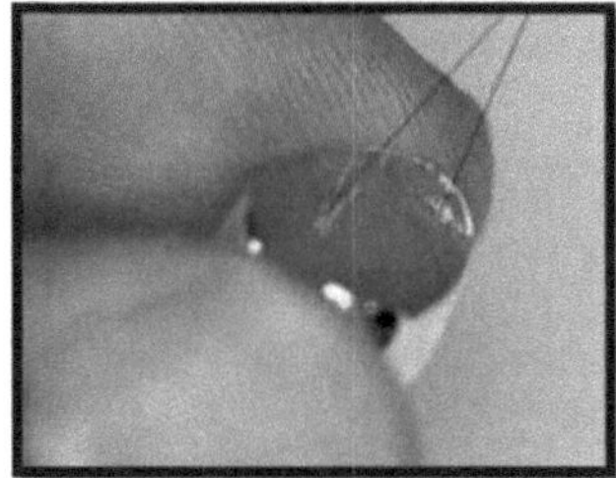

Figura 36: Artispot deslocado das áreas de highspot após a colocação no dente.

Para revelar discrepâncias de ajuste entre a peça fundida e o dente preparado, o
Os materiais que podem ser utilizados são os seguintes:

Inspecionar a superfície interna da restauração, para detetar pequenos nódulos de metal ou revestimento residual. Remover os nódulos de metal com uma broca semi-redonda de alta velocidade.

Cera reveladora. Encha a restauração com cera reveladora e aqueça-a sobre o lume até que a cera comece a escorrer, de modo a entrar nos poros do metal e a aderir à superfície interna da restauração. Deixar a restauração arrefecer antes de a experimentar e, em seguida, colocar a restauração no dente e assentá-la. Teste o contacto interproximal com fio dental e ajuste-o se for excessivo. Repita o processo até que os contactos interproximais estejam perfeitos. Qualquer área que impeça a restauração de assentar aparecerá como um ponto brilhante. Ajustar essa área com uma broca semi-redonda de alta velocidade. Adiciona-se mais cera antes de efetuar outra prova no dente. Este processo deve ser repetido até que a cera na superfície oclusal interna fique muito fina. Aqueça a restauração e remova a cera antes da cimentação. [41.42]

Clorofórmio e rouge. A mistura de clorofórmio e rouge é pintada na superfície do entalhe da restauração fundida. O clorofórmio evapora-se rapidamente e deixa uma fina película de rouge que ajuda a detetar áreas de interferência, como durante o ajuste de uma restauração. Antes da prova clínica, deve ter-se o cuidado de assegurar que o clorofórmio se evaporou completamente e não se acumulou na superfície da restauração, uma vez que o clorofórmio é conhecido por ser um potente irritante da pele e das membranas mucosas. (Exemplo: ArtiSpot da Bausch[27]) **Figura 35-46.**

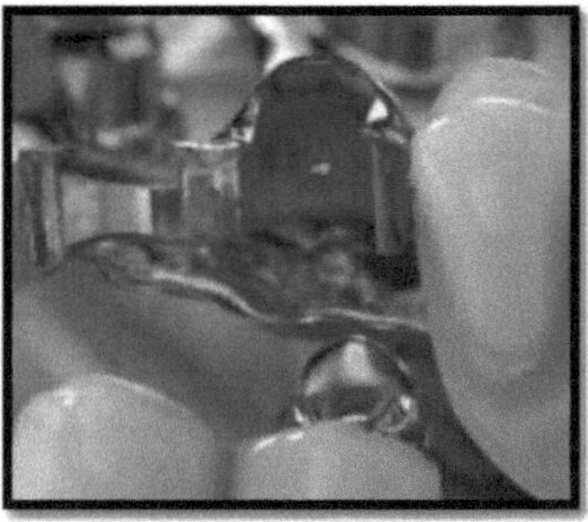

Figura 37: Artispot colocado na superfície interna do acessório de precisão

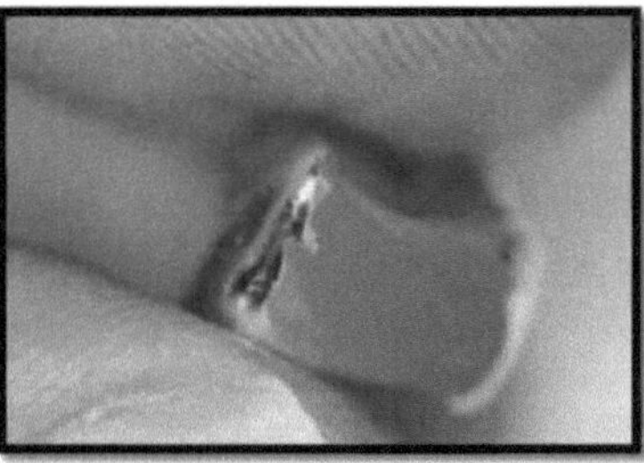

Figura 38: Artipot na superfície proximal de uma coroa

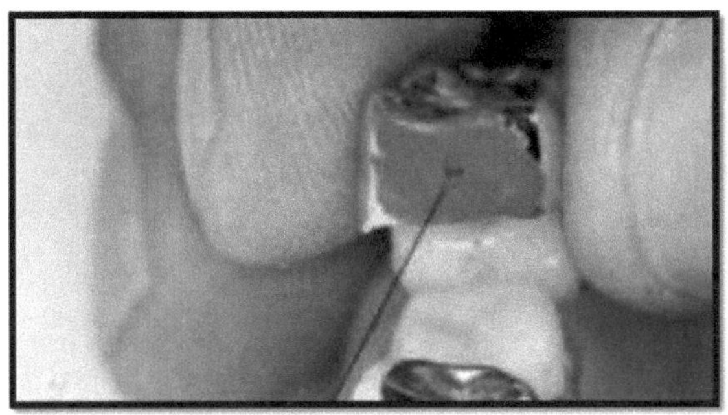

Figura 39: Remoção do Artispot da área de desajuste

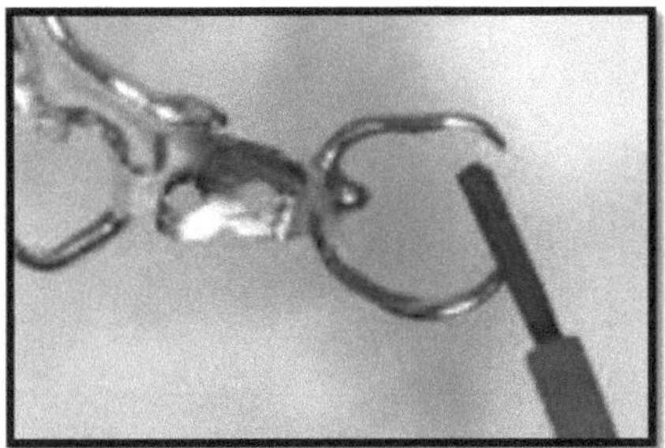

Figura 40: Artispot no fecho

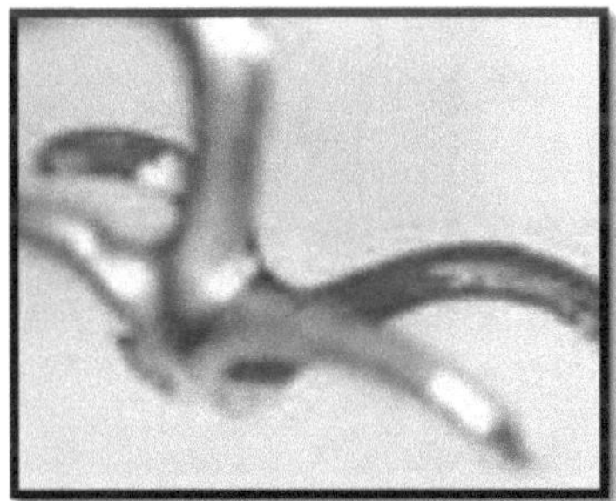

Figura 41: Remoção do Artispot do fecho

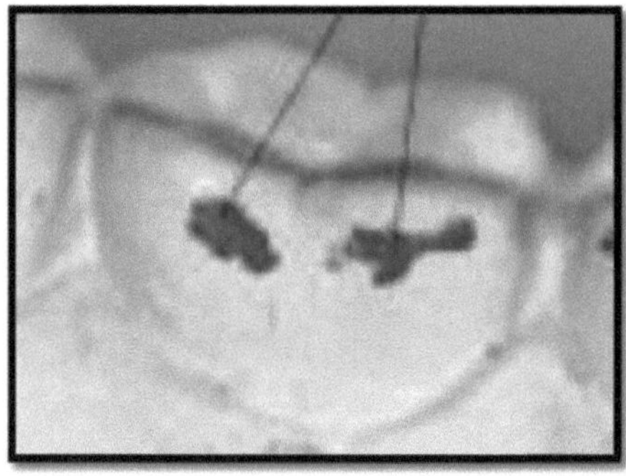

Figura 42: Marcação das linhas de levantamento altas no molde primário

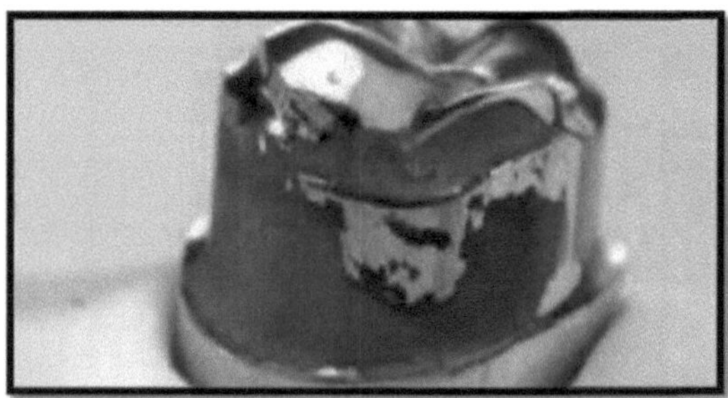

Figura 43: Pulverização de oclusão

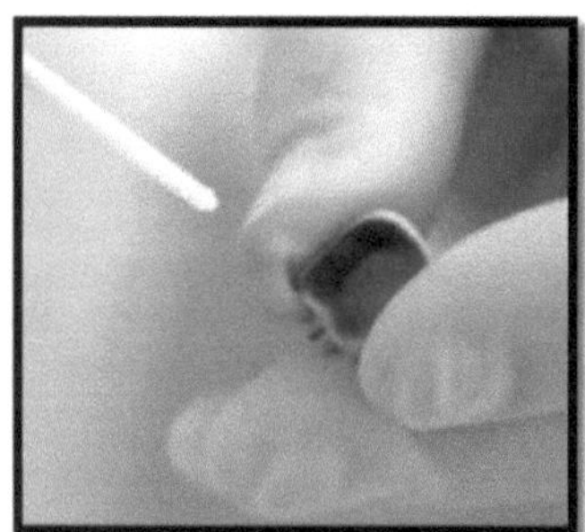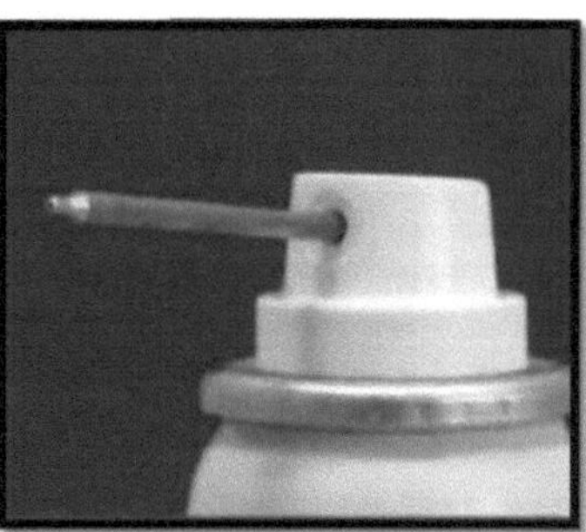

Figura 44: Pulverização na coroa Figura 45: Bocal de metal extrafino para maior precisão

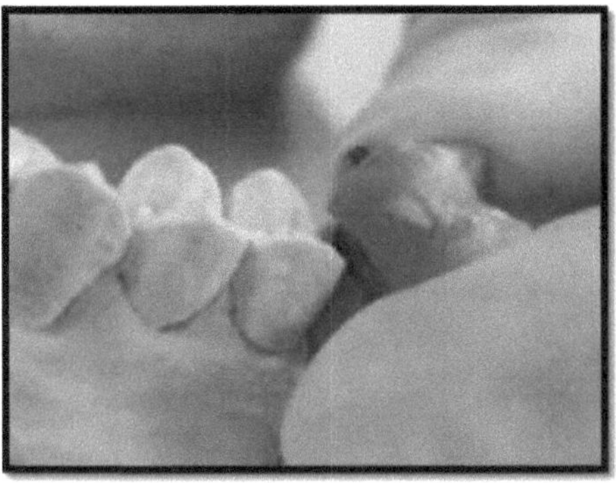

Figura 46: Avaliação da superfície interproximal da coroa no molde

A maior vantagem do clorofórmio e do halotano é que as discrepâncias são facilmente detectadas com este meio e, devido à sua consistência fina, as aplicações posteriores de halotano e rouge não formam camadas nem resultam numa espessura excessiva da película. É facilmente limpo da peça fundida com vapor ou abrasivo de óxido de alumínio.[34]

Material de moldagem de polivinil siloxano, tipo de baixa viscosidade 1. Coloque o material na restauração e assente-a no dente preparado. O paciente deve exercer uma pressão de mordida sobre a restauração. Não remover o excesso de material das margens. Quando a restauração for removida da boca, observe as perfurações no material e marque esses pontos com lápis vermelho no molde. Remover o material de moldagem de polivinil siloxano do molde e ajustar as marcas vermelhas no molde com uma peça de mão de alta velocidade e uma broca de carboneto. Repita o procedimento acima até que o material não apareça através do material de moldagem e exista uma espessura uniforme de material de moldagem no interior da restauração.[34]

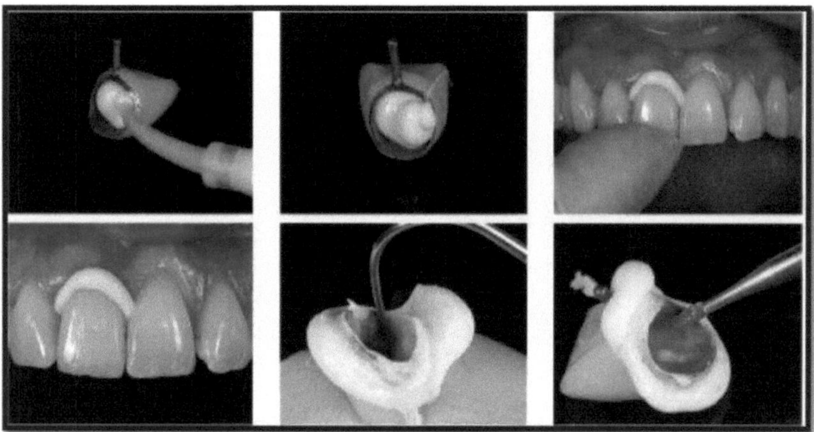

Figura 47: Aplicação do Fit Checker I na superfície interna da coroa e colocação a prótese no dente preparado, seguida de uma avaliação da superfície interna para detetar qualquer deslocamento do material que indique um ponto alto e também a espessura do material.

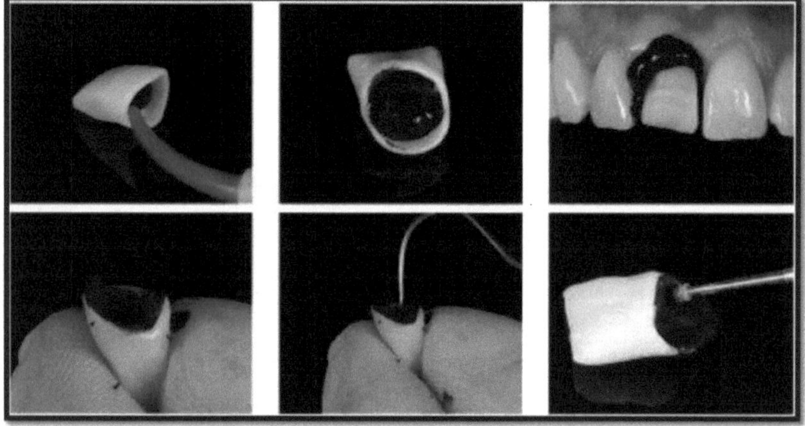

Figura 48: Aplicação do Fit Checker Blue na superfície interna da coroa e do colocação da prótese no dente preparado, seguida da avaliação da superfície interna para detetar qualquer deslocamento do material que indique um ponto alto e também a espessura do material.

Para avaliar a adaptação da prótese removível, os seguintes itens são

Materiais de divulgação recomendados

i.   cera de revelação,

ii.   ocluir o meio de revelação,

iii.   pasta indicadora de pressão,

iv.   sprays de controlo da forma,

v.   clorofórmio e rouge,

vi.   polivinil siloxanos.

vii.   Bio-tinta

Para utilizar o meio de revelação de forma eficaz, secar a estrutura nas áreas onde o meio de revelação será aplicado. Aplique o meio revelador, assente suavemente a estrutura e remova. As áreas que apresentem metal a transparecer devem ser ajustadas. O meio de revelação antigo deve ser limpo, um novo meio deve ser aplicado e a estrutura deve ser testada novamente. Deve-se evitar a redução excessiva dos contactos nos planos-guia, apoios e pontas de retenção. Os contactos entre a estrutura e os dentes abaixo da linha de sondagem não devem ser arbitrariamente removidos, porque estes contactos podem ajudar a guiar a estrutura até à sua colocação e proporcionar algum grau de retenção e estabilidade.

As figuras seguintes apresentam um exemplo de utilização de bio-ink numa prótese removível. Figura 49-52

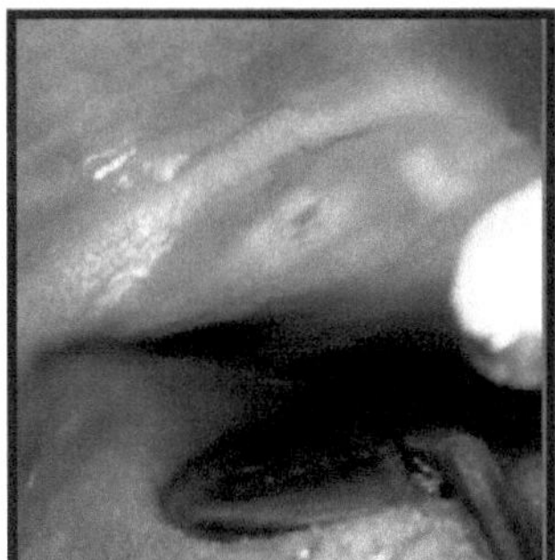 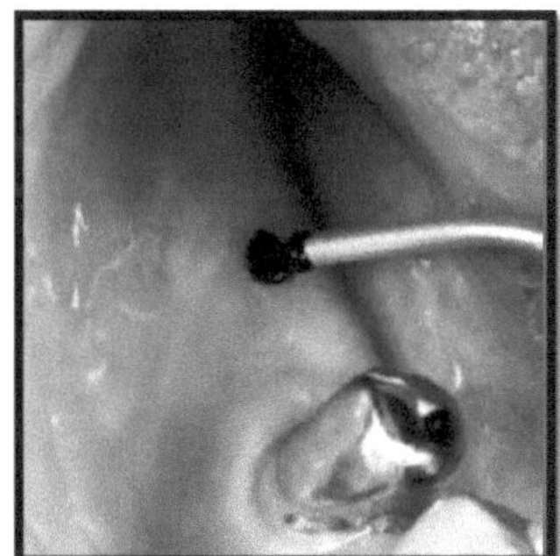

Figura 49: Mancha de ferida na dentadura Figura 50: Bio tinta aplicada com um aplicador na mancha de ferida

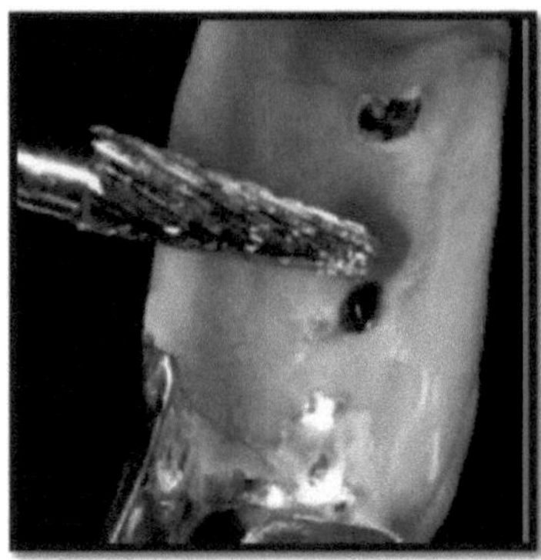

Figura 51: Remoção do ponto alto com uma broca de aparar acrílica no talhe-doce superfície da prótese

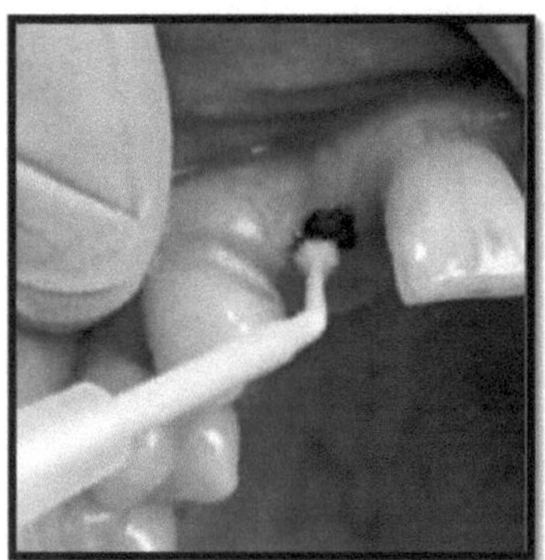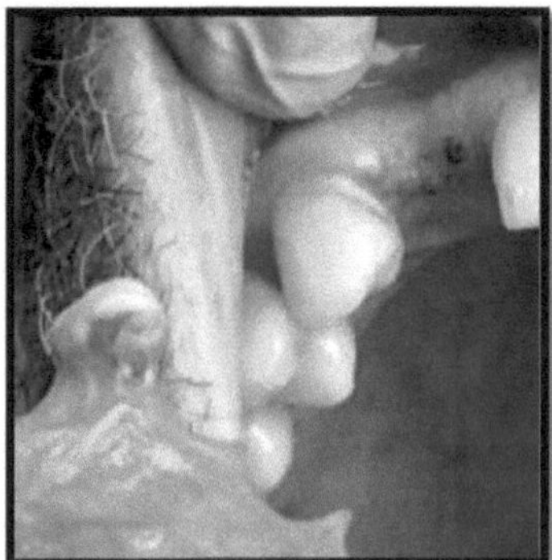

Figura 52: Bio tinta aplicada ao tecido e transferência de cor efectuada na superfície do entalhe de uma prótese parcial provisória (acrílico termopolimerizável)

No caso das próteses completas, as técnicas utilizadas para ajustar as áreas de Irritação Envolve o seguinte[34] :

Pasta **indicadora de pressão -** Frequentemente dá resultados que são difíceis de interpretar, além de ser confusa e consumir muito tempo para limpar a base da dentadura profundamente fissurada.

Aplicadores de transferência de cor - Dependem do facto de os pontos sensíveis serem facilmente visíveis e não fornecem orientações sobre a extensão do ajustamento necessário.

Material hidrocolóide irreversível de presa rápida (alginato). Misturar uma pequena quantidade de material de moldagem. Recolocar a prótese na área em questão. Assente a prótese na boca e peça ao doente que a feche numa oclusão normal. Deixar o material assentar e, em seguida, remover a prótese cuidadosamente sem rasgar o alginato. A área que precisa de ser ajustada é normalmente fácil de visualizar. A prótese é aliviada e o alginato pode ser simplesmente retirado. O processo é repetido até que não se veja nenhum ponto alto.

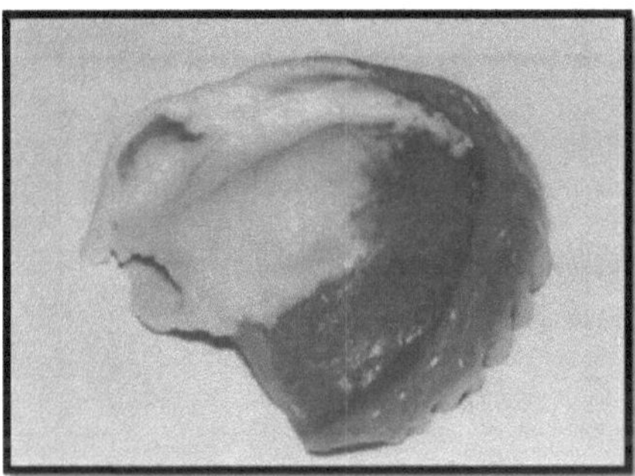

Figura 53: Hidrocolóide irreversível (Alginato)

Material de impressão de polisiloxano de vinil. Misture o material de impressão de polissiloxano de vinil e volte a alinhar a prótese. Depois de o material de impressão assentar, avalie-o para verificar o ajuste da base da prótese aos tecidos basais e retire-o da prótese. É necessária pouca ou nenhuma limpeza.

Pasta de base de óxido de zinco. Aplicar a pasta de base de óxido de zinco na superfície do entalhe da prótese. Assente a prótese na boca e peça ao doente que a feche até à oclusão normal. Em seguida, retire a prótese. A área que necessita de ajuste é facilmente visível. A prótese é aliviada. Este procedimento é repetido até não se ver nenhum ponto alto. De seguida, procede-se à limpeza da prótese.

Figura 54

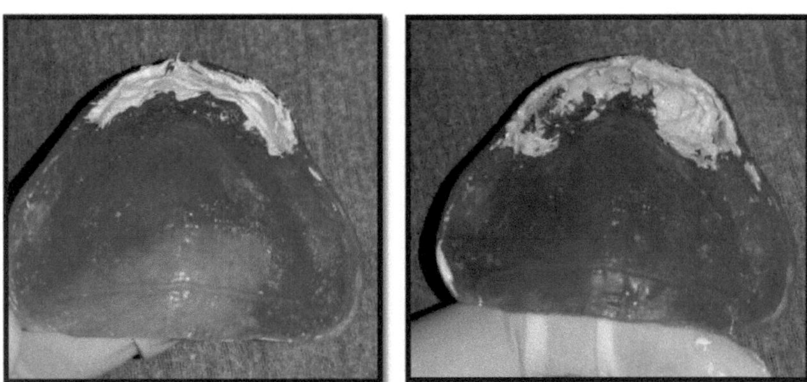

Figura 54: *Aplicação e remoção da pasta base de óxido de zinco da região da irregularidade na superfície dos tecidos*

Líquido **Bio-Ink -** É aplicado nas gengivas e a prótese é colocada sobre os tecidos, seguindo-se por movimentos cêntricos e excêntricos. Cor transferida na região da mancha alta. **Figura 55**

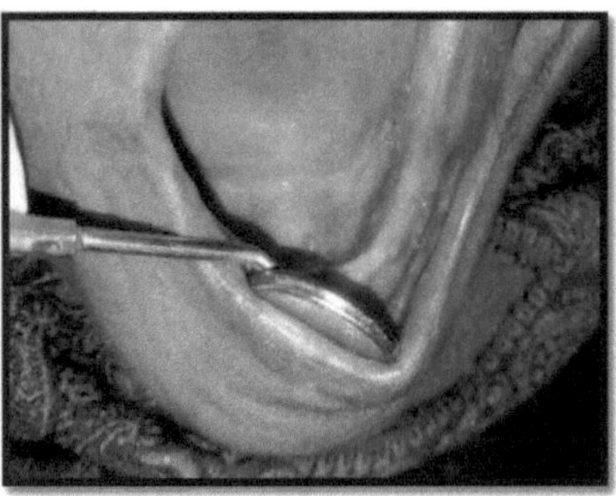
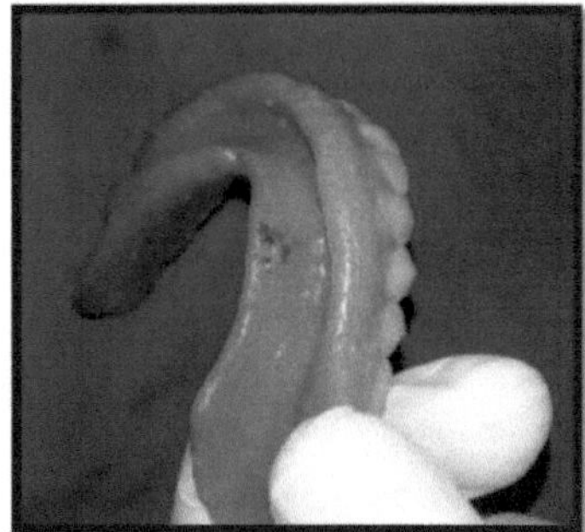

Figura 55: Aplicação e transferência de Bio-Ink Liquid na proeminência milo-hióidea

Métodos de avaliação da adaptação da superestrutura protética de implantes:

Pressão alternada dos dedos. Assente manualmente a prótese com a pressão dos dedos, aplicando pressão alternadamente sobre um pilar terminal e depois sobre o outro. A pressão do dedo aplicada ao longo da arcada da estrutura pode ser utilizada para verificar se existe elevação ou distorção. Qualquer movimento de balanço ou saliva detectado entre a interface da estrutura e o pilar é considerado um desajuste

Visão direta e sensação tátil. A visão direta em conjunto com a sensação tátil com um explorador é um método normalmente utilizado para avaliar o ajuste da estrutura do implante. Este método pode ser melhorado quando utilizado com uma iluminação e ampliação amplas [44,45]

Radiografias. As radiografias periapicais são frequentemente utilizadas para avaliar o ajuste da estrutura [44]

Teste de um parafuso. Recomenda-se o aperto de um parafuso num pilar terminal e a observação de discrepâncias nos outros pilares. Esta técnica é eficaz para estruturas de longo alcance. O teste de um parafuso pode ser utilizado em conjunto com a visão direta e o explorador quando as margens são supragengivais ou com radiografias periapicais quando as margens são subgengivais [46]

Teste de resistência do parafuso. Neste método, os parafusos de ouro são apertados um a um, começando com o implante mais próximo da linha média até se encontrar uma resistência inicial entre a cabeça do parafuso e a estrutura; é efectuada uma volta final de 180 graus para atingir um binário de 10 Ncm para um assentamento completo do parafuso. Se for necessário mais do que meia volta para assentar o parafuso de ouro, a estrutura está desajustada. A presença de dor, pressão e desconforto persistentes durante o aperto dos parafusos também pode indicar um nível inaceitável de desajuste da estrutura [44]

Meios de revelação. Os meios de revelação foram utilizados para avaliar o ajuste da estrutura nos pilares dos implantes, da mesma forma que são utilizados para assegurar o assentamento completo e a passividade das próteses parciais fixas e removíveis convencionais. O Fit Checker, a pasta indicadora de pressão e a cera de revelação foram utilizados para avaliar o ajuste da estrutura. **Figura 55**

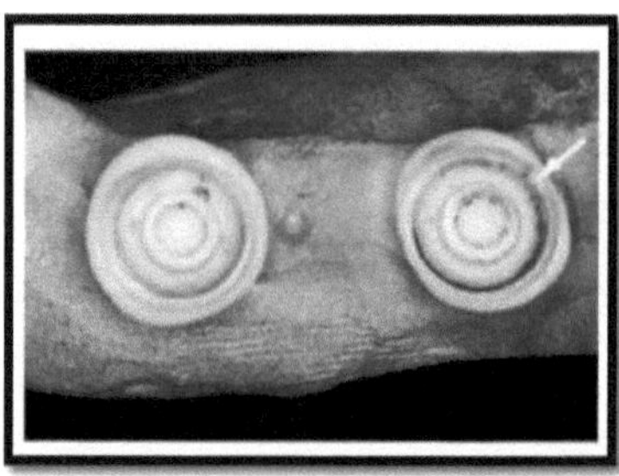

Figura 55: O Fit Checker (GC America) foi utilizado para avaliar o ajuste de 2 componentes. Metal visível através do meio de silicone num dos cilindros, mas não no outro (seta)[40]

(7) *Materiais como fio dental não encerado.* As tiras de película de poliéster e o calço também são sugeridos como ferramentas para verificar o ajuste da estrutura [15]. Qualquer discrepância no ajuste exige a secção da estrutura, a indexação da solda, a soldagem e, em seguida, uma avaliação clínica do ajuste [17, 18].

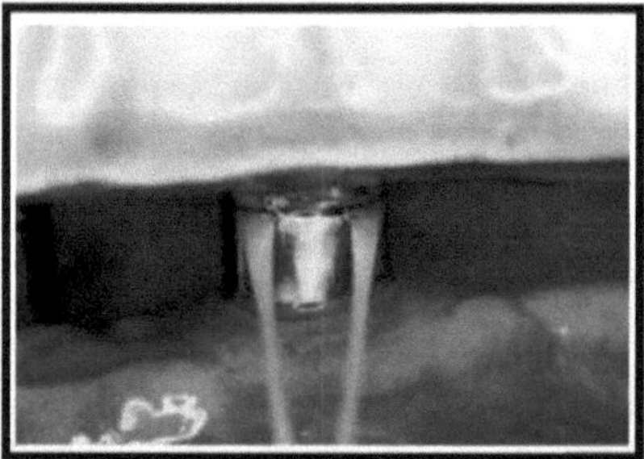

Figura 56: Fio dental não encerado a ser utilizado para verificar o ajuste da estrutura. Uma estrutura que se aproxime do pilar do implante menos do que a espessura do fio dentário irá agarrar o fio dentário e impedi-lo de deslizar entre as duas superfícies. 40

Os meios de revelação, tais como o Fit Checker (GC America, Alsip, Ill.), a pasta indicadora de pressão e a cera de revelação foram utilizados para complementar o teste de resistência do parafuso para avaliação do ajuste da estrutura. A presença de meios de revelação na superfície de contacto da estrutura indica um mau ajuste. Estes meios de revelação podem ser utilizados tanto para margens colocadas supragengivalmente como subgengivalmente. Materiais de espessura mensurável, como fio dental não encerado (12 μm), tiras de película de poliéster (40 μm) e calço (10 a 12 μm) também foram sugeridos como ferramentas para verificar o ajuste da estrutura. No entanto, estes métodos têm aplicações limitadas para situações subgengivais e são difíceis para a avaliação da discrepância lingual.[46]

O clorofórmio e o rouge também podem ser utilizados para aplicar e avaliar as superestruturas dos implantes, tal como o Artispot foi utilizado para avaliar o ajuste da prótese maxilar híbrida num doente. Qualquer região onde o rouge foi deslocado foi aliviada e avaliada novamente para obter um ajuste passivo. **Figura 57-59**

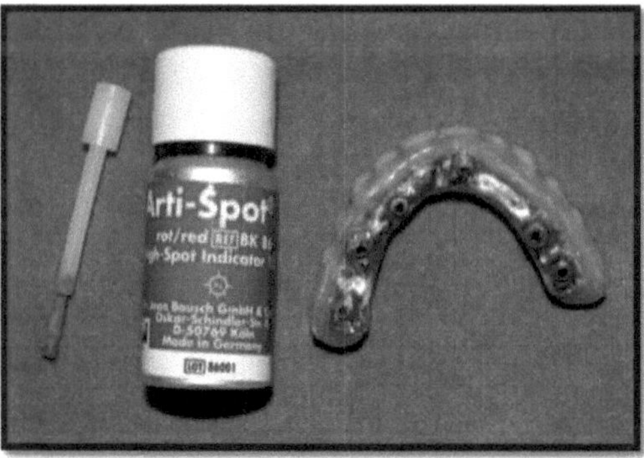

Figura 57: Artispot aplicado na superfície do entalhe da prótese maxilar híbrida

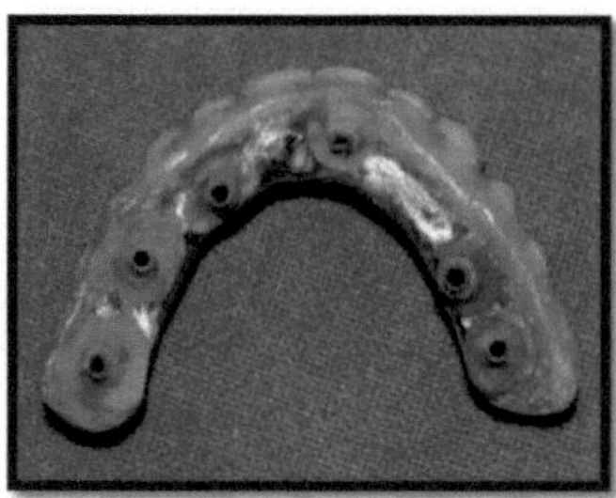

Figura 58: Os pontos de pressão foram aliviados após a avaliação através da aplicação do Artispot

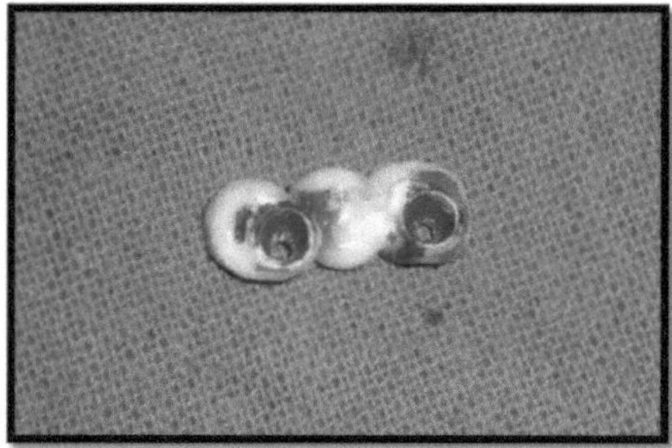

Figura 59: Artispot aplicado na superfície do tecido de provisórios termopolimerizáveis para implantes imediatos colocados em relação a 34 e 36.

CAPÍTULO 17

CONCLUSÃO

O sucesso da prótese depende da forma como esta assenta sem causar lesões nos dentes remanescentes e nos tecidos moles. Existem várias causas relacionadas com o assentamento incorreto da prótese. Algumas delas podem ser corrigidas e as outras precisam de ser repetidas. A melhoria das técnicas clínicas e a combinação dos materiais disponíveis com os métodos de avaliação podem otimizar a adaptação da prótese. A pasta indicadora de pressão, embora não seja utilizada em todas as próteses novas, é útil sempre que for indicada. A utilização de um meio indicador é uma das várias estratégias que os clínicos podem empregar para melhorar o diagnóstico e a correção dos problemas da prótese. Os ajustes da prótese são mais exactos quando este meio é utilizado. Deve recomendar-se a todos os dentistas que utilizem meios indicadores de pressão para ajustar as dentaduras na rotina diária da sua prática clínica, o que dará melhores resultados, aumentará a longevidade da prótese e, consequentemente, a adesão do doente.

BIBLIOGRAFIA

1. Honey J, Ankur J, Problemas de pós-inserção e sua gestão em prótese completa. J Evol Med Dent Scien 2013;3:194-9.

2. Glossário de Termos de Prótese Dentária. Edição 9. J Prosthet Dent.2017; 117 (5s):71.

3. Lindan R, Lindan O e Massalski W.K.: A infeção como fator contributivo na produção de úlceras de pressão experimentais. In the Effect of Pressure on Soft Tissues. National Acad Scien.1972; 23.

4. Rodegerts, C. R.: A relação de pontos de pressão em impressões de próteses completas com irritações da mucosa. J Prosthet Dent. 1964;14:1040.

5. Woelfel, J. R., e Paffenbarger, C. C.: Padrões de pasta do indicador de pressão em próteses duplicadas feitas por diferentes técnicas de processamento para o mesmo paciente. J Am Dent Assoc 70:339, 1965.

6. Lytlc, R. Il: Construção de uma dentadura completa baseada num estudo da deformação dos tecidos moles subjacentes. J Prosthet Dent.1959: 9; 539.

7. Woelfel, J, B.: Variações de contorno em impressões de um paciente edêntulo. J Proshet Dent 12:229, 1962.

8. Lytle, R. R.: A gestão de tecidos orais danificados na construção de próteses completas. J Prosthet Dent1957:7; 27.

9. Lytle, R. Il: Deslocação do tecido mole por baixo de próteses parciais e completas removíveis. J Prosthet.1962.12:34.

10. Lutes, M. R., Henderson, D., Ellinger, C. W., et al: Soft tissue displacement beneath removable partial and complete dentures. J Prosthet Dent. 1972:28;572.

11. Levin B. Impressões para próteses completas. Chicago: Quintessence: 1984. p. 162-80.

12. Yeoman LR, Beyak BL. A capacidade do paciente para localizar os locais de ajuste na dentadura mandibular. J Prosthet Dent 1995;73:542-7.

13. Loney R W, Mark E & Knechtel. Diagnosticar problemas de prótese dentária utilizando meios indicadores de pressão. J Prosthet Dent 2009;101: 137-141.

14. Moore P.S., Daly C.H., Smith D.H. Pastas indicadoras: O seu comportamento e utilização. J Prosthet Dent; 41(3) 1979, 258-65.

15. MacGregor A R. Pastas indicadoras de pressão. 1983. J Dent, 11(3);264-70.

16. www.guident.com//article//Relevance de materiais de revelação em prótese dentária.

17. Shambhavi Shukla, Narendra Kumar, Kunwarjeet Singh, Akash Raj Sharma. Meios indicadores de pressão - Uma multiplicidade de sucesso para a terapia protética. Jornal de Ciências Orofaciais e da Saúde 9(1), 2018.

18. Mc Cabe J F, Walls A W G. Applied Dental Materials. Blackwell Munksgard. Capítulo 1;9.

19. Anusavice K, Shen C, Rawls R. Phillips' Science of Dental Materials. 2012;12:7.

20. Rossberg M et al. "Chlorinated Hydrocarbons", Ullmann's Encyclopedia of Industrial Chemistry, Weinheim: Wiley-VCH, 2005; 2: 10.1002/14356007.

21. "Cópia arquivada". Arquivado do original em 24 de março de 2018. Recuperado em 24 de abril de 2018.

22. https://onlinelibrary.wiley.com/doi/pdf/10.1002/3527600418.mb6766e0014

23. Evans D. B.Halothane and rouge: an alternative to chloroform and rouge as a disclosing medium. The Journal of Prosthetic Dentistry, vol. 74, no. 2, pp. 209211, 1995.

24. Stewart K. L., Rudd K. D. e Kuebker W. A., Clinical Removable Partial Prosthodontics. Fitting the Framework, All India Publishers and Distributors, Chennai, Índia, 2ª edição, 1997.

25. Niedermeyer, Ernst; Silva, F. H. Lopes da (2005). Eletroencefalografia: Fundamentos Princípios, aplicações clínicas e domínios conexos. Lippincott Williams & Wilkins. p. 1156. ISBN 978-0-7817-5126-1.

26. National formulary of India, 4th Ed. Nova Deli, Índia, Comissão da Farmacopeia Indiana;

2011: 411

27. Brochura Bausch. Material de teste de Articulação e Oclusão. 2017.

28. www.parkell.com/accufilm

29. Charbeneau GT: Principles and practice of operative dentistry. Filadélfia, Lea e Febiger, p 376, 1988.

30. Craig RG, Sun Z. Tendências em materiais de impressão elastoméricos. Oper Dent 1994; 19:138-145.

31. Chee WW, Donovan TE. Materiais de impressão de polivinil siloxano: Uma revisão das propriedades e técnicas. J Prosthet Dent1992; 68: 728-732.

32. Donovan TE, Chee WW. Uma revisão dos materiais e técnicas de moldagem contemporâneos. Dent Clin North Am 2004; 48: 445-470.

33. Perakis N, Belser UC, Magne P. Impressões finais: Uma revisão das propriedades dos materiais e descrição de uma técnica atual. Int J Periodontics Restorative Dent 2004; 24: 109-117.

34. Shetty M, Shenoy K. Techniques for Evaluating the Fit of Removable and Fixed Prosthesis (Técnicas de Avaliação da Adaptação de Próteses Fixas e Removíveis). Rede Internacional de Investigação Académica. 2011;4:45-49.

35. Sharma A et al. History of materials used for recording static and dynamic occlusal contact marks: Uma revisão da literatura. J Clin Exp Dent. 2013;5(1):48-53.

36. G. R. Troendle e K. B. Troendle, "Polyvinyl siloxane as a disclosing medium", The Journal of Prosthetic Dentistry, vol. 68, n.º 6, pp. 983-984, 1992.

37. www.parkell.com/detex

38. Callaghan M. JADA ;132,2001: 1128-9.

39. www.gaurdian.com/unwaxed fio dental vs fio dental encerado.

40. KAN et al. J Prosthet Dent 1999; 81: 7-13.

41. D. A. Kaiser e H. B. Wise, "Fitting cast gold restorations with the aid of disclosing wax,"

The Journal of Prosthetic Dentistry, vol. 43, n.º 2, pp. 227-228, 1980.

42. H. T. Schillingburg, S. Hobo, e L. D. Whitsett, Fundamentals of Fixed Prosthodontics. Finishing and Cementation, Quintessence, Chicago, Ill, USA, 3ª edição, 1997.

43. J. Y. Kan, K. Rungcharassaeng, K. Bohsali, C. J. Goodacre e B. R. Lang, "Clinical methods for evaluating implant framework fit", The Journal of prosthetic dentistry, vol. 81, n.º 1, pp. 7-13, 1999.

44. N. D. Millington e T. Leung, "Inaccurate fit of implant superstructures- part 1: stresses generated on the superstructure relative to the size of fit discrepancy," The International journal of prosthodontics, vol. 8, no. 6, pp. 511-516, 1995.

45. E. J. Fredrickson, P. J. Stevens, e M. L. Gress, Implant Prosthodontics Clinical and Lab Procedures. Problems, Complications and Solutions, Mosby, St Louis, Mo, EUA, 2.ª edição, 1999.

46. C. A. Babbush, Dental Implants: Principles and Practice. O Cilindro Intra-Móvel. Two Stage Osseointegrated Implant System, W. B. Saunders, Philadelphia, Pa, USA, 2ª edição, 1991.

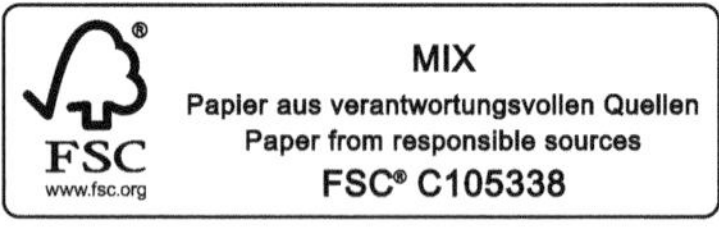

Printed by Books on Demand GmbH, Norderstedt / Germany